中国医学临床百家·病例精解

南昌大学第二附属医院

胸外科 病例精解

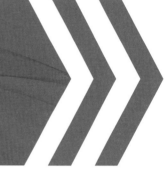

主　　编　喻东亮　张小强

副 主 编　熊林敏　熊剑文

编　　委　宋　钱　张叶霖　张新乐　余　娇　魏鹤群

　　　　　杨　欢　宋思蓓　史勇冈　陈　恒　罗圣柏

科学技术文献出版社
SCIENTIFIC AND TECHNICAL DOCUMENTATION PRESS
·北京·

图书在版编目（CIP）数据

南昌大学第二附属医院胸外科病例精解 / 喻东亮，张小强主编；熊林敏，熊剑文副主编. —北京：科学技术文献出版社，2022.7

ISBN 978-7-5189-9188-4

Ⅰ.①南… Ⅱ.①喻…②张…③熊…④熊… Ⅲ.①胸腔外科学—病例—分析 Ⅳ.①R655

中国版本图书馆 CIP 数据核字（2022）第 080161 号

南昌大学第二附属医院胸外科病例精解

策划编辑：胡 丹　　责任编辑：胡 丹　　责任校对：王瑞瑞　　责任出版：张志平

出 版 者	科学技术文献出版社
地 　 址	北京市复兴路15号　邮编　100038
编 务 部	（010）58882938，58882087（传真）
发 行 部	（010）58882868，58882870（传真）
邮 购 部	（010）58882873
官 方 网 址	www.stdp.com.cn
发 行 者	科学技术文献出版社发行　全国各地新华书店经销
印 刷 者	北京地大彩印有限公司
版 　 次	2022 年 7 月第 1 版　2022 年 7 月第 1 次印刷
开 　 本	787×1092　1/16
字 　 数	65千
印 　 张	6.25
书 　 号	ISBN 978-7-5189-9188-4
定 　 价	58.00元

主 编 简 介

喻东亮，南昌大学第二附属医院胸外科教研室主任，教授，主任医师，博士研究生导师。

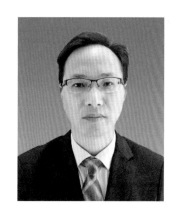

江西省研究型医院学会胸外科分会主任委员；中国医师协会委员；中国医疗保健国际交流促进会委员；吴阶平医学基金会模拟医学部胸外科专业委员会委员；江西省抗癌协会食管癌专业委员会副主任委员。

主持国家卫生健康委课题 1 项、省厅级课题 3 项，参与国家级课题 5 项、省厅级课题 8 项，总科研经费 300 余万元。获江西省科技进步奖三等奖 1 次。在 *ATS*、*Scientific Reports*、*Oncotarget* 等国内外期刊发表学术论文 30 余篇。参编出版的《胸心外科临床手册》为江西省首部相关学术专著，并获当年华东地区优秀科技图书奖二等奖。

主编简介

张小强，南昌大学第二附属医院胸外科副主任医师，医学硕士。

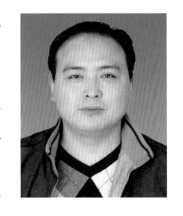

江西省重症医学委员会委员；中国医疗保健国际交流促进会胸外科分会委员；江西省研究型医院学会胸外科分会委员。

从事胸外科专业工作近20年，专注于肺、食管、纵隔和气管等胸部疾病的外科临床诊疗工作。擅长肺、食管、纵隔、气管等疑难疾病的诊断和手术治疗，尤其擅长运用微创胸腔镜手术诊治胸部疾病。熟练开展全胸腔镜手术，包括肺叶切除、肺段切除、全腔镜食管癌根治术、胸腺扩大切除和系统性淋巴结清扫，近年开展了单孔胸腔镜肺癌根治手术、剑突下全胸腺切除术、充气式纵隔腔镜联合腹腔镜食管癌根治术。熟练掌握国际规范化前提下的高难度肺癌扩大根治手术——肺叶袖式切除术、双袖切除术、隆突重建等；提倡在遵循国际规范化的前提下，据患者个体情况将手术微创化、缩小化，擅长肺部小结节的诊治，对肺小结节影像有独到见解。

主持多项科研课题，在 *Scientific Reports*、*Oncotarget* 及多种国家级核心期刊上发表多篇学术论文。

熊林敏，南昌大学第二附属医院胸外科医师，医学硕士。

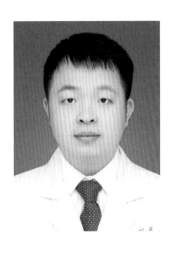

江西省医学会胸心血管外科学分会胸腔镜微创学组委员。临床工作以早期肺癌筛查、胸腔镜微创外科为主，专注于肺、食管、纵隔等胸部疾病的外科诊疗工作；尤其擅长肺结节的三维重建与术前规划，独立完成三维重建术前规划 400 余例。

曾获 2021 年第七届大中华胸腔镜手术菁英赛江西省区赛腔镜肺段组二等奖、闽赣省区决赛腔镜肺段组三等奖。主持江西省卫生健康委课题 1 项。

熊剑文，南昌大学第二附属医院胸外科医师，医学硕士。

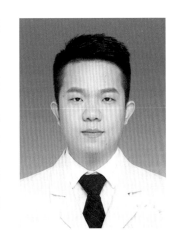

江西省研究型医院学会胸部微创外科分会委员。临床工作以早期肺癌筛查、胸腔镜微创外科为主，专注于肺、食管、纵隔和气管等胸部疾病的外科临床诊疗工作，努力做到规范的临床诊治特色。参与多项科研课题，在 SCI 收录期刊、国家核心期刊及省级期刊等发表多篇学术论文。

前 言

本书由南昌大学第二附属医院胸外科组织编写。编者们从诊治的众多病例中精心挑选出 15 个具有代表性的临床疑难病例，如肺、食管、纵隔、气管、自主神经、胸壁及膈肌疾病等，覆盖本学科大部分病种。根据每个病例的特殊性，有重点地再现从诊断到治疗的全过程（临床表现、辅助检查、术前讨论、手术过程、病例特点分析及专家点评），完整地展现每个病例的诊疗思路。同时介绍国内外相关文献报道，展示该疾病的前沿进展，力求系统地解释诊疗的科学性，达到分析解决临床疑难问题、总结诊疗经验的目的。

本书所有病例均来自临床，每个病例均进行了严格的术前讨论，对手术的可行性、手术实施的流程步骤做了详尽的阐述，对于基层医师来说更具有指导作用，同时也能为医疗教学提供借鉴。我科同道在挑战精准手术技术的同时，始终坚持安全有效的理念，为患者带来最佳的疗效。感谢让我们不断学习成长的每位患者，在今后的临床工作中我们定将砥砺前行，不负时代重托。

目　录

001
食管癌孤立性肺转移 1 例

病历摘要

患者，男性，63 岁，2018 年 11 月 26 日因"进食后发生进行性梗阻伴胸骨后闷痛"于当地医院就诊。行胃镜检查示食管见溃疡性肿块，病理活检示（食管）鳞状细胞癌。未行特殊治疗。12 月 6 日至上海某三甲医院行正电子发射计算机断层扫描术（positron emission tomography-computer tomography，PET-CT）检查，考虑食管胸上段恶性肿瘤、右肺下叶原发性恶性肿瘤伴右肺门淋巴结转移可能。因担心肺部结节穿刺风险大，患者及其家属拒绝行肺穿刺活检。胃镜下病理活检示（食管）低分化鳞状细胞癌。12 月 14 日行第 1 周期化疗，方案为紫杉醇 300 mg（175 mg/m^2）＋卡铂（AUC6）550 mg，1 次 /3 周，化疗 20 余天后入我院继续治疗。患者近来精神、食欲及睡眠一般，间断性腹泻，小便正常，体重未见明显减轻。

笔记

1

[体格检查] 全身浅表淋巴结未触及肿大。胸廓无畸形。呼吸动度一致，双侧语颤对称，未触及胸膜摩擦感。肺叩诊清音，双肺呼吸音清，双肺未闻及明显干、湿性啰音，未及胸膜摩擦音。心前区未见隆起，心尖冲动位于第 5 肋间左锁骨中线内 0.5 cm，无抬举感及震颤，心浊音界无扩大，心律齐，各瓣膜听诊区未闻及明显杂音。

[辅助检查] ①病理活检（外院）：（食管）低分化鳞状细胞癌。② PET-CT 检查（外院）：考虑食管胸上段恶性肿瘤，右肺下叶原发性恶性肿瘤伴右肺门淋巴结转移可能。③胸部及上腹部增强 CT（我院）：食管胸上段管壁不均匀增厚，考虑肿瘤性病变；右肺下叶内侧基底段结节，高度怀疑转移；双肺散在微小结节（图 1-1）。

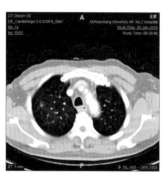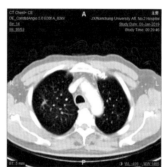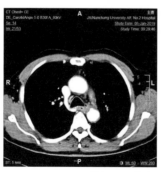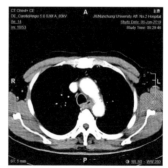

图 1-1　胸部及上腹部增强 CT

[初步诊断] 食管鳞状细胞癌；食管癌化疗；肺恶性肿瘤。

[治疗]

1. 术前讨论。综合术前检查，患者食管癌合并肺原发性恶性肿瘤，且无远处转移，有手术指征，各项检查未见明显手术禁忌证，拟全身麻醉下行颈胸腹三切口食管癌根治＋肺段切除术，术中根据病变具体情况决定手术方案，积极完善术前准备，向患者及其家属交代病情和手术风险，并签署知情同意书。

2. 手术治疗。患者全身麻醉、双腔支气管插管成功后，取左侧卧位，常规消毒、铺巾。

取右后外侧切口，探查见胸腔内粘连，给予游离。术前 CT 提示右肺下叶内侧基底段结节，行肺段切除术。依次结扎右下肺内基底段动脉、静脉、气管，切割缝合器切除右下肺内侧基底段。术中冷冻切片检查提示（肺肿块）浸润性或转移性癌。游离食管床纵隔胸膜，见食管肿瘤位于食管上段，侵犯食管全层，与胸导管关系密切；切断右下肺韧带和奇静脉弓，仔细分离食管，上至胸顶颈根部、下至食管裂孔，清扫上、中食管旁淋巴结，结扎胸导管。清点器械、纱布无误后清洗胸腔，检查剥离面、食管床止血，再次清点器械、纱布无误后，放置胸腔引流管 1 根，缝合胸壁切口。

取平卧位，颈部过伸右偏。上腹部正中切口开腹，探查见腹腔粘连致密，未触及明显异常肿块。解剖游离胃结肠韧带、脾胃韧带、肝胃韧带、膈胃韧带，胃左血管予切割缝合器结扎并清扫相应淋巴结，切开食管裂孔与胸腔相通。将头偏向右侧，在左颈部胸乳突肌前切开解剖颈部食管。在颈部食管安装荷包线，置入吻合器头垫，并切断食管。提取食管、胃至腹腔外，胃壁血运良好，用切割缝合器于贲门处离断，距大弯侧 5 cm 行管胃成形术，保留胃网膜右动脉，局部浆肌层加固，还纳胃至腹腔。将管胃经食管床送至颈部，胃底部另开切口，置入 24# 吻合器将胃底与颈部食管吻合。闭合颈胃切口，检查腹腔、颈部无活动性出血。清点器械、纱布无误后，腹部放置引流管，逐层关腹。颈部皮下放置引流管，缝合颈部切口。手术过程顺利，术中出血 300 mL，未输血，术中麻醉满意。

术后予以患者抗感染、祛痰、肠内营养、对症镇痛等治疗，恢复顺利。术后复查胸部 CT（图 1-2）。

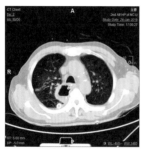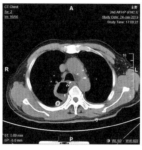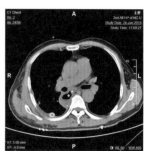

图 1-2　术后复查胸部 CT

[术后病理诊断]　（右下肺）转移性或浸润性鳞状细胞癌，切缘未见癌累及。（食管）中低分化鳞状细胞癌，癌组织侵及黏膜下层。神经未见侵犯。脉管内见癌栓。吻合口残端、食管切缘、胃切缘未见癌累及。送检食管旁找到的淋巴结 2 枚中的 1 枚、第 7 组淋巴结 8 枚中的 2 枚、第 11 组淋巴结 2 枚，均见癌组织转移；胃旁找到的淋巴结 9 枚、第 9 组淋巴结 1 枚、第 10 组淋巴结 1 枚、第 15 组淋巴结 1 枚、右喉返神经旁淋巴结 1 枚，均未见癌组织转移。

病例分析

食管癌及肺癌双原发癌临床上较为罕见，依据术前检查，诊断一经确立，若无禁忌证，应首选手术治疗，不论同期还是分期手术，皆能取得较好的临床治疗效果。与单纯肺癌手术效果相似，只要患者的手术评估及执行方案制订得当，同期手术是安全可行的，并且可节省医疗费用，减轻患者痛苦。对不能或不愿手术者，可选择化疗联合放疗，也可取得较好的治疗效果。

本例患者术前检查提示（食管）低分化鳞状细胞癌、食管胸上段恶性肿瘤、右肺下叶原发性恶性肿瘤伴右肺门淋巴结转移可能。确诊食管癌及肺癌双原发后，完善相关术前检查未见手术禁忌证；行手术治疗后，术后病理提示肺癌倾向于食管癌转移，根据术中情况，行食管癌根治术＋肺段切除＋淋巴结清扫，已达到手术根治效果。

专家点评

食管癌是全球十大恶性肿瘤之一，其发生具有明显的区域性，中国是食管癌的高发区域，鳞癌为最常见病理类型。根据2016年统计结果，在中国，食管癌发病率位居所有恶性肿瘤的第5位，死亡率位居所有恶性肿瘤的第4位。食管癌最常见的远处转移位置是肺、肝、骨。肺转移为晚期食管癌的表现，临床上常认为食管癌同时出现肺部病灶是食管癌肺部转移。双肺出现广泛散在转移瘤的患者无外科手术适应证，单发术前不能确诊的患者应行手术治疗。对食管癌诊断明确、肺部肿块较小且术前不能明确诊断的患者，应采取同侧开胸，术中先行肺部肿块楔形切除或肺段切除，术中行快速冷冻切片病理检查以明确诊断，根据病理结果确定手术方案。亦有学者认为肺转移灶切除术也是恶性肿瘤转移到肺的一种标准治疗方法。

本例患者术前食管鳞状细胞癌诊断明确，PET-CT提示右肺下叶原发性恶性肿瘤可能。因穿刺风险大，家属拒绝行肺穿刺活检，因此术前无法明确肺部结节病理类型。考虑该患者右下肺为单发结节，

笔记

且位于基底段，故予胸、腹、颈三切口食管癌根治术＋肺段切除术。术后病理提示肺转移性或浸润性鳞状细胞癌。根据病理提示考虑肺转移性鳞癌且伴淋巴结转移，即使术中已行肿瘤根治，术后仍需行放化疗。

临床上遇到食管癌伴肺部结节的患者，治疗方案常难以抉择。在排除其他器官转移的基础上，应在明确肺部病变性质的情况下确定治疗方案，可视患者情况选择支气管镜检查或 CT 引导下经皮肺穿刺活检来明确诊断；对于诊断困难患者，需严格把握手术指征。对于转移或原发性癌，在完整切除病变的情况下，应尽可能多地保留肺组织，以维持患者呼吸功能，减少术后并发症。

食管癌及肺癌双原发癌尽可能同期、同侧行根治术。徐启明等认为积极的手术根治是患者获得长期生存的关键，切勿因同时存在多个肿瘤而放弃手术，但要掌握好手术适应证，还要有完善的围手术期管理。

参考文献

1. CHEN W，HE Y，ZHENG R，et al. Esophageal cancer incidence and mortality in China，2009. J Thorac Dis，2013，5（1）：19-26.

2. ENZINGER P C，LILSON D H，KELSEN D P. Chemotherapy in esophageal cancer. Semin Oncol，1999，26（1）：12-20.

3. TREASURE T，FALLOWFIELD L，LEES B. Pulmonary metastasectomy in colorectal cancer：the PulMiCC trial. J Thorac Oncol，2010，5（6 Suppl 2）：S203-S206.

4. 徐启明，孙玉鹗，刘颖，等. 肺癌患者的多原发恶性肿瘤. 中国肿瘤临床，2000，27（7）：498-501.

笔记

002
食管癌结肠代食管术 1 例

病历摘要

患者，男性，63 岁，因"进食后吞咽困难 1 月余"入院。

患者于 1 个月前无明显诱因出现进食后吞咽困难，伴咳嗽、咳痰，无胸痛、胸闷、头晕、头痛等症状。于当地医院行胸部 CT 检查提示食管占位性病变，行胃镜检查提示食管占位并狭窄，为求进一步治疗来我院就诊。患者自发病以来精神、饮食欠佳，睡眠尚可，大小便正常，体力、体重未见明显变化。10 余年前因胃穿孔行胃大部切除术。

[体格检查]　胸廓无畸形，呼吸动度一致，双侧语颤对称，未触及胸膜摩擦感。双肺叩诊清音，双肺呼吸音清，双肺未闻及明显干、湿性啰音及胸膜摩擦音。

［辅助检查］ ①胸腹部增强 CT 示食管上段管壁增厚，符合食管癌征象；双肺感染，双侧胸腔少许积液；右肺中叶小结节，建议随访（图 2-1）。②电子胃镜提示食管占位（癌？）（图 2-2），病理示食管鳞状细胞癌。③电子肠镜提示大肠未见明显异常。④生化检查：白蛋白 33 g/L，血红蛋白 113 g/L，余检查未见明显异常。

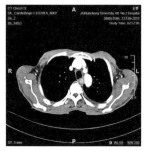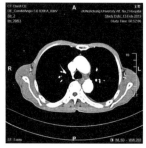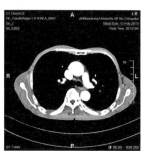

图 2-1 胸腹部增强 CT

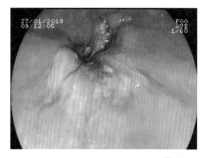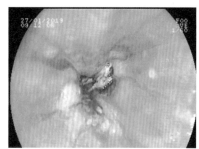

图 2-2 电子胃镜

［治疗］

1. 术前讨论。通过系列检查，患者食管癌诊断明确，有手术指征，各项检查未见明显手术禁忌证，可行手术治疗。但患者有胃大部切除手术史，无法使用胃代食管进行消化道重建，讨论决定使用结肠代食管行消化道重建；因为该手术史，考虑腹腔存在严重粘连可能，会导致解剖结构复杂、手术难度大、持续时间长，术前应将有关情况向患者家属交代清楚，并签好知情同意书。术中注意避免损伤胸导管，防止乳糜胸发生；严格止血，以保护结肠动脉，防止结肠坏死。术后采取严密观察生命体征、动态心电监测等应对措施以便及时发现并处理紧急情况。

2. 手术治疗。患者全身麻醉、双腔支气管插管成功后，取平卧位，常规消毒、铺巾。

患者取腹部正中切口，进腹后应用电凝器分离腹腔粘连，粘连分解渗血处行电凝止血。探查见胃大部切除，残胃-横结肠吻合。分离结肠系膜，辨清供应结肠的各动脉分支，夹闭中结肠动脉及右结肠动脉，同时夹闭相应结肠段，15分钟后见夹闭结肠段颜色红润，肠组织弹性正常。切断中结肠动脉、中结肠动脉与右结肠动脉吻合支、横结肠及降结肠。取左颈部切口，游离食管颈段，切断食管颈段。游离胸骨后区域，将截取的横结肠-结肠脾曲-降结肠顺蠕动方向经胸骨后提高至颈部，用吻合器行食管-结肠吻合术。切开残胃，置入吻合器头垫，移植结肠段下端置入吻合器行结肠-胃吻合术。最后用吻合器行横结肠-乙状结肠吻合术。电凝止血，缝合切开的肠系膜。检查腹腔未见活动性出血，放置腹腔引流管2根、颈部切口引流管1根。清点器械、纱布无误后，逐层关闭腹壁及颈部手术切口。术中出现血压下降，考虑为过敏所致，给予肾上腺素等处理，血压明显改善。

患者取左侧卧位，常规消毒、铺巾。右腋前线第3肋和第7肋间各取一切口，右腋后线第5肋间和右腋中线第9肋间各取一切口，置入穿刺器，于右第7肋间置入胸腔镜。应用电凝器分离胸膜腔粘连。切断右下肺韧带和奇静脉弓，仔细分离食管，上至胸顶颈根部、下至食管裂孔。探查喉返神经，切除相应淋巴结。无菌水冲洗胸腔，气管和主支气管未见漏气。吸除冲洗水，检查胸腔未见活动性出血。

笔记

清点器械、纱布无误，放置胸腔引流管及后纵隔食管床引流管各1根。逐层关闭胸壁切口，皮肤缝合器缝合皮肤切口。手术过程顺利，术中出血300 mL，输注2 U红细胞悬液＋400 mL血浆，未见明显输血反应。

术后予以抗感染、祛痰、肠内及肠外营养支持治疗，患者术后恢复可。

[术后病理诊断] 食管中分化鳞状细胞癌（2.0 cm×1.8 cm×0.8 cm肿块），侵及食管壁全层及横纹肌组织，脉管内见癌栓，癌组织侵犯神经。中分化鳞状细胞癌（1.7 cm×1.0 cm×0.3 cm灰白色区），侵及食管壁黏膜下层。食管两切缘、基底部切缘及送检（食管残端）均未见癌累及。送检第8组淋巴结2枚，均未见癌组织转移。

病例分析

患者因"进食后吞咽困难1月余"入院，行电子胃镜提示食管占位，疑为癌；病理示食管鳞状细胞癌；电子肠镜提示大肠未见明显异常。有手术指征，各项术前检查均未见手术禁忌证，可行手术治疗。

通常来说，食管癌患者行食管切除后需重建上消化道，由于位置毗邻较近，可塑性好，血供丰富等优点，胃是使用最多的重建器官，目前一般将管状胃代食管作为首选术式。但本例患者有胃大部切除病史，无法使用胃来重建消化道，因此选择结肠作为消化道重建器官。

长段带血管袢的结肠是重建上消化道的另一选择器官。成人结肠总长度约为150 cm，横结肠的长度为44 cm，有足够的长度用以替代食管，可以将食管做次全切除，甚至吻合至口底。结肠的血供丰富，在肠系膜上互相吻合形成血管弓，而且在肠管边缘系膜上还有一条边缘动脉；左结肠动脉升支平均长 12 cm，与中结肠动脉等长，血管直径大小也与中结肠动脉相当；只要在脾曲处与中结肠动脉分支的吻合是完整的，切断中结肠动脉就不会引起移植的横结肠供血障碍。用左结肠动脉升支供血，其好处是可以将移植的横结肠做成顺蠕动，在保证上消化道完整性的同时还可改善吞咽功能。我们根据需吻合位置的高低、术中探查情况及夹闭试验来决定选用哪一段肠管。

专家点评

本例患者既往有胃大部切除术病史，因此选择结肠作为消化道重建器官。结肠代食管术操作复杂，术后近期并发症发生率高且后果严重。其中，吻合口瘘和结肠坏死结果最为凶险，预后不佳。想减少术后并发症的发生，关键在于术中对结肠血管的保护和吻合技术的提高。手术过程中须仔细反复观察移植肠管的血液循环。本例患者术后恢复可，未发生吻合口瘘、结肠缺血坏死等并发症。

虽然结肠代食管术操作复杂、吻合口多、手术时间长、对机体创伤大、并发症多，但对于不能使用胃代食管的患者，结肠代食管仍是一种较好的选择。

参考文献

1. CHEN Q Q，MAO W M，YU H M，et al. Application of colon interposition among the esophageal cancer patients with partial gastrectomy. J Cancer Res Ther，2016，12（Supplement）：C212-C216.

2. CENSE H A，VISSER M R M，VAN SANDICK J W，et al. Quality of life after colon interposition by necessity for esophageal cancer replacement. J Surg Oncol，2004，88（1）：32-38.

3. KLINK C D，BINNEBÖSEL M，SCHNEIDER M，et al. Operative outcome of

笔记

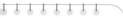 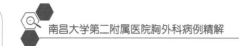
colon interposition in the treatment of esophageal cancer：a 20-year experience. Surgery，2010，147（4）：491-496.

4. LEE K，KIM H R，PARK S I，et al. Surgical outcome of colon interposition in esophageal cancer surgery：analysis of risk factors for conduit-related morbidity. Thorac Cardiovasc Surg，2018，66（5）：384-389.

5. 黄杰. 结肠代食管术的再认识. 临床外科杂志，2016，24（7）：555-556.

6. 闫作义，刘衍广，杨作治，等. 结肠代食管在中上段食管癌术中的应用结肠代食管在中上段食管癌术中的应用（附15例报告）. 山东医药，1997，37（4）：27.

7. 程邦昌，邵康. 结肠代食管术后患者生存质量评估. 中国临床康复，2002，6（18）：2676-2677.

8. 侯宜军，张庆震，王顶贤，等. 结肠代食管术胸内吻合在残胃食管癌的应用. 中国临床研究，2011，24（12）：1105-1106.

003
充气式纵隔镜联合腹腔镜行食管癌根治术 1 例

病历摘要

患者，男性，63 岁，因"进行性吞咽困难 1 月余"入院。

患者于 1 个月前无明显诱因开始出现进食后胸骨后哽噎不适，进食米饭时症状较明显，伴恶心、呃逆，无呕吐，间断咳嗽，无明显咳痰，无胸闷、气促、胸骨后疼痛等症状，未予以重视。此后症状逐日加重，遂就诊于我科门诊。行食管吞钡造影示胃炎，胃窦及胃小弯突出腔外高密度影（憩室？），食管裂孔疝可疑。患者自发病以来精神、食欲差，体重下降约 2 kg。高血压病史 1 年，有烟酒嗜好（30 年烟龄，20 支／日），5 年前有胸膜炎病史。

［体格检查］ 胸廓未见畸形，双侧锁骨上淋巴结未触及肿大。呼吸运动双侧对称，语颤右侧减弱，双肺呼吸音粗，右肺呼吸音稍弱，

双肺部未闻及干、湿性啰音。心前区未见隆起，心律齐，各瓣膜听诊区未闻及明显杂音。

[辅助检查] ①胸部及上腹部增强 CT 示双肺多发陈旧性病灶（右肺为甚），合并右肺支气管扩张及胸膜下肺大疱（图 3-1）；双肺门及纵隔未见明确肿大淋巴结；胸段食管壁未见明显增厚征象。②上消化道造影提示胸段食管占位性病变（肿瘤？炎症？），须进一步检查；胃炎，胃窦及胃小弯突出腔外高密影（憩室？），食管裂孔疝可疑。③电子胃镜检查示食管占位（性质待定），非萎缩性胃炎伴糜烂（图 3-2）。④内镜下活检病理示（胃窦）轻度慢性非萎缩性胃炎伴局限性肠上皮化生（+++），（食管）浸润性癌。⑤肺功能提示最大通气量中度减低。

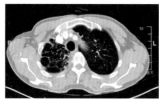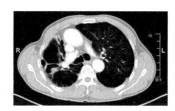

图 3-1 胸部 CT

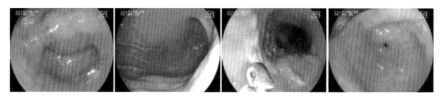

图 3-2 电子胃镜

[初步诊断] 食管癌；支气管扩张（右肺）；高血压 2 级。

[治疗]

1. 术前讨论。根据患者病史及各项检查结果，食管癌诊断明确，有手术适应证，未见绝对手术禁忌证。结合术前胸部 CT 检查结果，考虑胸腔粘连，经胸行手术困难，再者患者年龄偏大，肺功能稍差，无法耐受经胸手术。可尝试经纵隔游离食管的手术，遂联系福建省肿瘤医院柳硕岩主任医师，请其指导完成手术。手术拟行充气式纵隔镜联合腹腔镜食管癌根治术（备中转开胸、中转开腹）。术中、术后有吻合口瘘、肺部感染、大出血、心脑血管意外等风险，向患者及其家属交代清楚，并签署知情同意书。

术中应对措施：术中若出血不止，则及时中转开胸、开腹；注意吻合细致，术后保持胃管通畅，降低吻合口张力，防止吻合口瘘的发生；加强呼吸道的管理，鼓励患者咳嗽、咳痰，防止肺部并发症的发生。

2. 手术治疗。患者麻醉成功后，取平卧位，胸背部、腰部垫高，颈部过伸右偏。在左颈部胸锁乳突肌前沿斜切口解剖颈部食管并暴露左侧喉返神经（图 3-3），置入充气式保护套，纵隔充二氧化碳、压力 13 mmHg，上纵隔拉钩协助紧贴食管，游离食管至隆突下、心包前方，并清扫第 4、第 7 组淋巴结（图 3-4）。腹部采用五孔法行腹腔镜探查，未见粘连及明显异常肿块。腔镜下解剖游离胃结肠韧带、脾胃韧带、肝胃韧带、膈胃韧带，胃左血管用 Hemolock 夹结扎，并清扫相应淋巴结，切开食管裂孔与胸腔相通。下纵隔拉钩协助暴露游离下段食管至隆突处会师。在颈部食管安装荷包线，置入吻合器头垫，并切断食管。上腹部正中剑突下取一长约 6 cm 切口，提取食管、胃至腹腔外，胃壁血运良好。用切割缝合器于贲门处离断，距大弯侧 5 cm 处行管胃成形术，保留胃网膜右动脉，局部浆肌层加固，还纳胃至腹腔。将管胃经食管床送至颈部，胃底部另开切口，置入 25# 吻合器将胃底与颈部食管吻合。闭合颈胃切口，检查腹腔、颈部无活动性出血。清点器械、纱布无误后，腹部放置引流管，逐层关腹。颈部皮下放置引流管，缝合颈部切口。手术过程顺利，术中出血 200 mL，未输血，术中麻醉满意。

术后患者恢复顺利，予以抗感染、祛痰、肠内营养支持治疗。

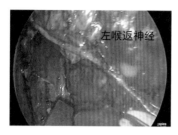

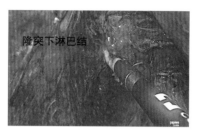

图 3-3　暴露左喉返神经　　　　图 3-4　隆突下淋巴结

[术后病理诊断]　（食管）小细胞癌，侵及黏膜下层，周边见鳞状上皮中-重度异型增生。送检食管残端及标本两切端均未见癌累及。胃壁旁找及淋巴结 5 枚，均未见癌转移。

📋 病例分析

食管癌是我国发病率居第 5 位、死亡率居第 4 位的恶性肿瘤。对于可切除的食管癌，目前仍然采取外科手术为主的综合治疗。主流的手术方式是电视胸腔镜结合腹腔镜的食管癌根治术，但多经胸部游离食管。本例患者术前胸部 CT 提示全胸腔粘连严重，经胸分离食管手术创面大、术后渗出多、对肺的损伤大，可能导致术后肺部感染加重、并发症增多，不利于患者恢复；且患者年龄偏大、肺功能稍差，无法耐受经胸手术操作，因此不适合电视胸腔镜结合腹腔镜的食管癌根治术。结合患者食管肿瘤较小，肿瘤分期为Ⅱa 期，纵隔未见淋巴结转移，故可行充气式纵隔镜联合腹腔镜食管癌根治术。术后安全出院，恢复可。

📋 专家点评

经颈电视纵隔镜技术是胸外科一种较成熟的手术，目前主要用于纵隔肿块或淋巴结活检诊断及肺癌术前分期。近两年国内已有多家医院开展充气式纵隔镜联合腹腔镜食管癌根治术这一新术式，该术式具有以下优点：①减少了胸部手术切口，同时实现了上纵隔淋巴结及双侧喉返神经链淋巴结的清扫；②具有良好暴露上纵隔解剖结构的优势，尤其是可全程暴露双侧喉返神经并进行淋巴结的清扫，清扫淋巴结更彻底，同时为直视操作，尽可能减少了喉返神经的损伤；③可以同时辅助颈段及胸上段食管的游离；④不进胸腔，创伤小、出血少、术后疼痛小、肺部并发症少。

　　本例患者因高龄、既往有胸膜炎病史（术前检查提示严重胸腔粘连）、心肺功能差而无法耐受经胸手术操作，按照常规经胸手术操作方法将无法行手术治疗，经过术前评估，可行充气式纵隔镜联合腹腔镜食管癌根治术，结果证明，患者术后恢复可，手术效果满意。

参考文献

1. 熊剑文，张小强，彭金华，等 . 充气式纵隔腔镜联合腹腔镜食管癌根治术 2 例报道 . 江西医药，2018，53（1）：47-48.

2. 刘亚非，郭明，张正迪，等 . 单腔气管插管 CO_2 人工气胸法在全腔镜食管癌根治术中的安全性和可行性 . 中国老年学杂志，2016，36（12）：2941-2943.

3. 申帅辉，王玲，郝文，等 . 单腔气管插管二氧化碳人工气胸对行胸腹腔镜食管癌根治术患者的肺保护作用 . 新乡医学院学报，2018，35（7）：592-596.

4. 沈亮，许一鸣，王永旺，等 . 人工气胸单腔气管插管与双腔气管插管在胸腔镜食管癌手术中应用的对比分析 . 中华临床医师杂志（电子版），2015，9（22）：4240-4242.

5. 李硕，李海军，贺海奇，等 . 人工气胸在胸腔镜食管癌根治术中的应用 . 中华胸心血管外科杂志，2017，33（7）：439-440.

6. 刘梦娆，余潇，熊章荣，等 . 单肺或双肺通气对人工气胸下行胸腹腔镜食管癌根治术患者肺内分流率及氧合的影响 . 第三军医大学学报，2016，38（24）：2629-2633.

004
食管胃吻合口（胸胃）气管瘘 1 例

病历摘要

患者，男性，46岁，因"剑突下疼痛4个月"入院。

患者于4个月前无明显诱因出现剑突下疼痛，呈持续性隐痛，与进食无明显相关，伴腹胀，无恶心、呕吐、反酸、嗳气及食哽噎感等症状。于当地医院就诊，行电子胃镜检查提示食管病变待查，慢性胃炎；内镜活检病理提示（食管）鳞状上皮中-重度异型增生，诊断为食管肿瘤、食管鳞状细胞癌？未治疗。为进一步诊治至我院门诊就诊，门诊复查电子胃镜示食管炎？非萎缩性胃炎；内镜下活检病理示（胃窦）轻度慢性非萎缩性胃炎、（食管）中分化鳞状细胞癌。拟"食管癌"收入我科治疗。患者起病以来精神睡眠尚可，食欲稍差，大便有时少，1次/2～3天，小便正常，近期体重无明显变化。吸烟史30余年，30余支/天；饮酒史20余年，1斤白酒/天。家族史无特殊。

[体格检查] 全身浅表淋巴结未触及肿大，未见颈静脉怒张。胸廓对称无畸形，双侧肋间隙无明显增宽，双侧语颤对称，未触及胸膜摩擦感。双肺呼吸音清，未闻及明显干、湿性啰音及胸膜摩擦音。心律齐，心音正常，未闻及明显杂音。肝、脾肋下未触及，肝区、肾区无叩击痛，腹软，无压痛、反跳痛。双下肢无水肿。

[辅助检查] ①实验室检查：血常规、尿常规、便常规均正常，白蛋白35 g/L，余肝、肾功能及各项生化指标未见异常；肿瘤标志物检查正常。②心电图：正常。③胸腹部增强CT示食管中上段节段性管壁环形增厚，增强后呈中度强化，浆膜面尚光整，周围脂肪间隙尚清，纵隔内见散在小淋巴结影，大者短径约5 mm，双肺局限性肺气肿。双肾小囊肿。④电子胃镜示食管炎？非萎缩性胃炎。⑤内镜下活检病理示（胃窦）轻度慢性非萎缩性胃炎，（食管）中分化鳞状细胞癌。

[初步诊断] 食管鳞状细胞癌；肺气肿；肾囊肿。

[治疗]

1. 术前讨论。患者有手术指征，各项检查未见手术禁忌证，可行手术治疗，拟行颈胸腹三切口食管癌根治术。术前充分备血，术中仔细操作，分清解剖关系，避免损伤心脏、大血管及胸导管，必要时可结扎胸导管。充分游离胃，避免胃食管颈部吻合时张力过高，造成术后吻合口瘘，术后密切观察颈部切口愈合情况，防治吻合口瘘，加强抗感染、祛痰、雾化及营养支持治疗等，鼓励患者咳嗽、咳痰，预防下肢深静脉血栓，向患者及其家属交代病情和手术相关风险，并签署知情同意书。

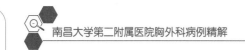

2. 手术治疗。

第1次：患者麻醉成功后，取左侧卧位，于右侧腋前线第3肋间（主操作孔）、腋中线第5肋间（辅助操作孔）、腋中线与腋后线之间第7肋间（辅助操作孔）、腋后线第9肋间（观察孔）分别戳孔置入Traco。探查胸腔无粘连，给予游离，游离食管床纵隔胸膜，见肿瘤位于食管中段，未侵犯食管外膜，约2 cm×1 cm大小，切断右下肺韧带和奇静脉弓，仔细分离食管，上至胸顶颈根部、下至食管裂孔，暴露左、右喉返神经，清扫双侧喉返神经旁淋巴结、隆突下淋巴结、食管旁淋巴结、肺门淋巴结，上后纵隔胸膜胸廓入口处给予两针缝合，使其部分闭合，清点器械、纱布无误后清洗胸腔，检查剥离面、食管床止血，再次清点器械、纱布无误后，放置胸腔引流管，缝合胸壁Traco孔。

患者取平卧位，颈部过伸右偏。腹部取五孔法行腹腔镜探查，见腹腔粘连，未探及明显异常肿块。腔镜下解剖游离胃粘连、胃结肠韧带、脾胃韧带、肝胃韧带、膈胃韧带，胃左血管Hemolock夹结扎并清扫相应淋巴结，切开食管裂孔与胸腔相通。将头偏向右侧，取左颈部胸乳突肌前切口解剖颈部食管。在颈部食管安装荷包线，置入吻合器头垫，并切断食管。上腹部正中剑突下取一长约6 cm切口，提取食管、胃至腹腔外，胃壁血运良好。用切割缝合器于贲门处离断，距大弯侧3.5 cm行管胃成形术，保留胃网膜右动脉，局部浆肌层加固，还纳胃至腹腔。将管胃经食管床送至颈部，胃底部另开切口，置入24#吻合器将胃底与颈部食管吻合。闭合颈胃切口，检查腹腔、颈部无活动性出血。清点器械、纱布无误后，腹部放引流管，逐层关腹。颈部皮下放引流管，缝合颈部切口。手术过程顺利，术中出血300 mL，未输血，术中麻醉满意。

术后病理提示（食管）中分化鳞状细胞癌，癌组织侵及黏膜下层，脉管内见癌栓。食管残端及标本两切缘均未见癌累及。送检胃旁找及的淋巴结 5 枚、食管旁淋巴结 1 枚、左喉返淋巴结 4 枚、右喉返淋巴结 4 枚、第 7 组淋巴结 2 枚、第 10 组淋巴结 2 枚，均未见癌转移。

术后患者生命体征平稳，至第 8 天突然体温升高达 39.2 ℃，急查血常规：白细胞 12.7×10^9/L，中性粒细胞比例高，急查胸部 CT 示食管吻合口（胸胃）气管瘘（图 4-1）。予以加强抗感染、祛痰、雾化、肠外营养支持治疗后，仍反复高热，症状未见明显改善，胸腔引流管见脓液引流出，复查电子支气管镜提示右主支气管瘘（图 4-2）。

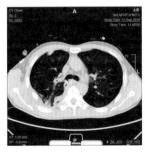
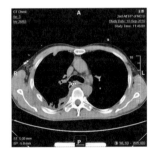
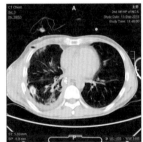
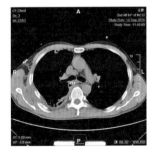

图 4-1　急查胸部 CT

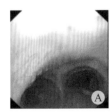
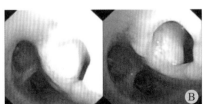
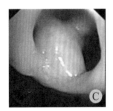

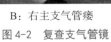

A：隆突　　　　　　　　B：右主支气管瘘　　　　　　C：瘘口

图 4-2　复查支气管镜

向患者及其家属详细交代病情。予以患者保守对症支持治疗后，仍持续高热，胸腔引流管见脓液引流出，食管吻合口（胸胃）气管瘘合并脓胸诊断基本明确，有手术指征，需及时行开胸探查术＋胸胃瘘并气管瘘修补术＋脓胸清除术。患者及其家属同意行二次手术。术中拟用前锯肌及肋间肌瓣修补隔绝胃及气管瘘口，本次手术有大量出血及局部严重感染可能，术中、术后须反复冲洗胸腔，清除脓液。

第 2 次：麻醉成功后，患者取左侧卧位，常规消毒、铺巾，取右侧第 6 肋间切口，依次切开进胸，横断上、下肋骨，扩大暴露术野，全胸粘连，给予钝锐性游离，后纵隔食管床沿胸引管中下段见脓腔，仔细分离肺与后纵隔胸膜及管胃之间间隙，探查奇静脉离断下方右主支气管及同一水平层面胸胃大弯侧见瘘口，直径分别为 1 和 2 cm，吸尽脓液，稀碘伏液反复擦拭并温水冲洗，右主支气管瘘口旁肺组织、气管侧壁、部分管胃壁一并间断缝合修补气管瘘口，试水、正压通气未见有漏气，胸胃瘘口旁、胸顶、前胸壁放置 24# T 管引流，右膈面放置 32# 胸管引流，再次术野止血，吸痰、膨肺、冲洗胸腔，未见有漏气，清点器械、纱布无误后顺序关胸。术中生命体征平稳，出血 400 mL，但炎性创面大，给予 3.5 单位 B 型 Rh 阳性去白细胞悬浮红细胞补充红细胞及血红蛋白，冰冻血浆 1000 mL 补充凝血因子及胶体蛋白，患者无不良反应，效果良好。

术后予以加强抗感染、祛痰、肠内营养支持治疗，术后情况可，平稳出院。

复查胸部 CT 提示预后良好（图 4-3）。

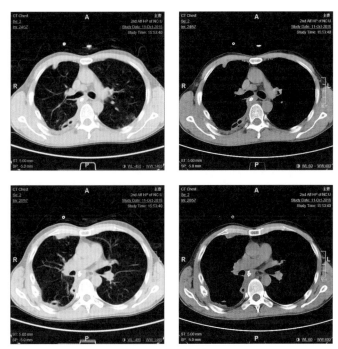

图 4-3　复查胸部 CT

病例分析

　　食管吻合口（胸胃）气管瘘是食管手术后较为少见但预后较差的严重并发症，Agustsson 等报道 167 例食管切除术后患者的食管气管瘘发生率为 4.19%（7/167），死亡率为 1.2%（2/167），因此应予以足够重视并采取预防措施。由于食管胃吻合口（胸胃）气管瘘病情严重、较难治愈且死亡率较高，因此如何把握时机、选择合适的治疗方法非常重要。治疗方法可分为手术治疗和非手术治疗。

　　对于术后早期发生食管吻合口（胸胃）气管瘘（多发生于术后 3 ～ 5 天，胸膜腔尚未发生粘连，感染中毒症状较轻微）的患者如果没有手术绝对禁忌证，应尽量在发生症状 24 小时内进行手术修补，手术要求闭合食管胃吻合口瘘及气管瘘并用网膜组织或纵隔胸膜将

23

瘘口包埋或覆盖，手术中可以对污染的胸腔用大量生理盐水和稀碘伏液冲洗，减少毒素残留。

经非手术治疗长期瘘口不愈合的患者在充分准备的情况下择期手术。手术方式是闭合瘘口，采用带蒂肌瓣将食管与气管膜部填塞隔离，也可采用带蒂网膜组织或心包组织将瘘口隔离。

对于全身中毒状况轻、感染局限的患者，可以先采用非手术方法进行保守治疗。原则是有效抗感染、胃肠减压及营养支持，特别是保留肠内营养。发现瘘的征象后对痰液、胃液及胸腔闭式引流液进行细菌学培养，根据药物敏感性检验结果选择有效抗感染治疗。胃肠减压管要保持通畅，宜将胃管近端侧孔置于瘘口下方，充分吸取胃液，减少气道化学性损伤。营养支持在院内可采取静脉营养与肠内营养结合的方式。

本例患者食管癌术后第 8 天，突然发热，体温 39.2 ℃，急诊查胸部 CT 考虑为食管吻合口（胸胃）气管瘘，当时考虑瘘口较小，感染局限，家属也倾向于保守治疗，予以完善血培养及痰培养＋药敏、加强抗感染、胃肠减压、肠内营养支持治疗 1 周后，复查胸部 CT 瘘口仍未愈合，向家属交代病情，必须行手术修补瘘口，术中将右主支气管瘘口旁肺组织、气管侧壁、部分管胃壁一并间断缝合修补气管瘘口，术后患者恢复良好。

专家点评

食管癌术后发生食管吻合口（胸胃）气管瘘并不常见，分析本例患者发生的原因：①患者术前一般情况差，合并低蛋白血症，导致术后胸胃切口愈合不良；②术后咳嗽能力差，术后肺部感染发生时间长，感染较重，引起吻合口局部感染和吻合后张力较大，导致吻合口撕裂；③术中使用吻合器吻合时操作不精细，如食管胃组织分离时血管破坏过多、吻合口两端张力过大等。术前改善患者营养状态，术后控制感染、改善吻合技术可以减少食管癌术后吻合口瘘的发生率。

食管手术后的食管吻合口（胸胃）气管瘘是极为严重的手术并发症，应该予以高度重视，将预防放在首位，可减少其发生。对于已经发生的食管吻合口（胸胃）气管瘘要及时分析病情，采取针对性的治疗方法，必要时采取手术治疗，可取得较好疗效。

参考文献

1. 江彩萍.肋间穿支皮瓣修复难治性胸腔镜食管癌切除术后胸胃气管瘘.福建医科大学，2017.

2. AGUSTSSON T, NILSSON M, HENRIKSSON G, et al. Treatment of postoperative esophagorespiratory fistulas with dual self-expanding metal stents. World J Surg, 2009, 33（6）：1224-1228.

3. 魏君丽，孙晓文.7例食管癌术后胸胃气道瘘的临床分析与护理.当代医学，2010, 16（28）：123-124.

4. 张绍明，徐小平，张珩，等.食管癌致食管或胸胃气管瘘的外科治疗.中国临床医学，2010, 17（1）：37-38.

5. 郭志辉，詹明坤，周亚宽，等.肋间动脉穿支肌皮瓣修复食管癌切除术后早期胸胃气管瘘1例.中华胸心血管外科杂志，2013, 29（4）：252-253.

6. 丛波，孙启峰，彭传亮，等.手术修复食管癌术后胸腔胃气管瘘1例.中华胸心血管外科杂志，2010, 26（2）：126.

7. 陈宇宁.食管癌术后食管或胸胃气管瘘的外科治疗.中外健康文摘，2012,9(18)：199-200.

笔记

005
先天性漏斗胸 1 例

病历摘要

患儿，14 岁，因"自幼发现胸壁畸形"入院。

患儿自幼胸壁畸形，平时易"感冒"，反复有咳嗽、咳痰，无胸闷、气促、胸痛，无活动后蹲踞、发绀等症状。当地医院诊断为漏斗胸，未予以特殊治疗。为求进一步治疗，就诊于我科。患儿自发病以来，精神、饮食、睡眠一般，偶尔伴畏寒、发热，无恶心、呕吐，大、小便正常，体格发育较同龄儿童稍滞后，体力活动下降。

[体格检查] 胸廓可见以剑突为中心的凹陷畸形，语颤正常，叩诊双肺呈清音，双肺呼吸音清，未闻及干、湿性啰音。心前区无隆起，心尖冲动不弥散；无抬举性冲动，心前区未触及震颤；心界叩诊不大；心率 105 次 / 分，心律齐，未闻及心脏杂音。

[辅助检查] 肺低剂量CT示胸骨及部分肋软骨向内、向后凹陷，胸廓正中前后径较短，心脏受压向左侧胸腔移位，考虑漏斗胸（图5-1）。心脏、腹部彩超未见明显异常。

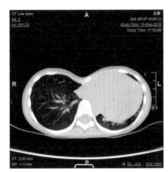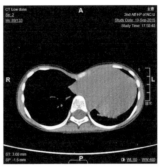

图 5-1 肺低剂量 CT

[初步诊断] 漏斗胸。

[治疗]

1. 术前讨论。根据患儿病史及各项检查结果显示有手术指征，无手术禁忌证，可行漏斗胸畸形矫正术。告知患儿父母术后可能有矫正效果欠佳、复发漏斗胸等风险，以及皮肤坏死、植入物外露等并发症，患儿父母表示理解，签署知情同意书后行手术治疗。

2. 手术治疗。入院后2天行漏斗胸畸形矫正术（即Nuss矫形术）。

患儿全身麻醉成功后，取平卧位，常规消毒铺巾。选择胸骨最深凹陷处上约1 cm对应第5肋间附近双侧腋中线做切口标志，选择胸骨最深凹陷处上约1 cm对应双侧胸骨旁最高处做穿出标志，剑突下做切口标志。于双侧腋中线做约1.5 cm切口，分离肌层并在肌层下隧道到双侧胸骨旁最高处做穿出标志。于剑突下做约1.5 cm切口，切除剑突，于胸骨后用示指分离双侧胸骨旁最高处做穿出标志。分别用导引器经肌层下隧道到双侧胸骨旁最高穿出处，并用示指经胸骨后到胸骨旁最高穿出标志处会合后穿出，用导引器将牵引带经胸

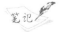

骨后从双侧腋中线切口牵引出，用牵引带牵引已塑形的钢板，从左向右牵出，翻转矫形，满意。右侧钢板用固定片固定，用钢丝将固定片与矫形钢板固定，并用丝线将固定片与肋骨骨膜和周围肌肉固定。检查无出血，鼓肺排气以防气胸，缝合各切口。手术顺利，出血少，未输血。安返苏醒室。

术后予以预防感染、祛痰、补液等对症治疗，术后恢复可，第3天安排出院。

术后复查胸部 CT 提示预后良好（图 5-2）。

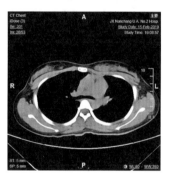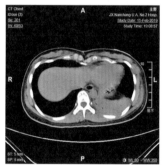

图 5-2　复查胸部 CT

病例分析

漏斗胸是小儿常见的胸壁畸形，约占小儿胸壁畸形的90%。一般认为该病为先天性疾病，病因尚未完全清楚。临床表现为以胸骨体下端及剑突为中心，胸骨连同双侧肋软骨向内凹陷，形似漏斗。漏斗胸患儿的畸形体征在新生儿时期即可出现，随着年龄增长逐渐加重，往往合并不同程度的脊柱侧弯畸形，不仅影响美观，还可压迫心脏和肺，造成心肺功能不同程度的损伤，导致运动耐力下降、胸痛、胸闷等症状，对患儿心理也会产生巨大伤害。

笔记

手术是目前唯一有效的治疗措施。通过手术矫形可解除漏斗胸凹陷部对心、肺的压迫，使心肺功能得到改善，身心可健康发展。一般认为 3～6 岁为手术治疗的最佳时间，错过会导致矫正效果不佳并增加疾病复发的风险。目前治疗漏斗胸较主流的术式包括传统的 Ravitch 矫形术和微创性 Nuss 矫形术。Ravitch 矫形术即胸骨抬举术，其操作简单、固定牢靠、材料低廉，适用于任何类型的漏斗胸患儿，手术效果肯定。1998 年，Nuss 等首次报道了微创漏斗胸矫正术即 Nuss 矫形术的效果，开创了漏斗胸治疗的微创时代。与 Ravitch 矫形术相比，Nuss 矫形术可显著降低患者的手术时间、术中出血量、术后住院时间，且 Nuss 矫形术具有微创和美观的优势，其使用逐渐被推广，手术技术不断成熟，成为目前治疗漏斗胸的首选方法。Nuss 矫形术通过将 Nuss 钛板穿过胸骨凹陷最明显处，然后翻转钛板，使凹陷处胸骨上抬，从而纠正胸壁畸形，所以手术不需要切除肋软骨或胸骨，不需要对胸壁肌肉皮瓣进行充分游离，手术切口小且隐蔽，同时可以使胸廓的伸展性、扩张性、弹性与柔韧性得到长期保持，术后对漏斗胸患者心功能、主观运动能力的改善也较为肯定。

有下列指征者均需手术治疗：① CT 检查示 Haller 指数（凹陷最低点的胸廓横径 / 凹陷最低点到椎体前的距离）大于 3.2；②肺功能检查提示限制性或阻塞性气道病变；③心电图、超声心动图检查发现不完全右束支传导阻滞、二尖瓣脱垂等异常等；④畸形进展且合并明显症状；⑤外观畸形使患儿不能忍受。

本例患儿胸壁畸形明显，Haller 指数为 3.31，且时常感冒，有手术指征，行漏斗胸畸形矫正术后恢复良好。

笔记

专家点评

本例患儿先天性胸壁畸形，有反复咳嗽、咳痰等症状，且心脏左移，有手术指征，手术方式首选 Nuss 矫形术。但患儿年龄较大，已过最佳矫正时间，存在矫正效果不佳、术后漏斗胸复发的可能。虽然患儿术后恢复状况良好，但仍需密切随访，叮嘱家属定期复查，一旦出现术后并发症或者复发，则尽快安排二次矫正手术。

参考文献

1. ZUIDEMA W P，OOSTERHUIS J W A，VAN DER HEIDE S M，et al. Early cost-utility estimation of the surgical correction of pectus excavatum with the Nuss bar. Eur J Cardiothorac Surg，2018，55（4）：699-703.

2. TAKANARI K，TORIYAMA K，KAMBE M，et al. Nuss procedure for patients with pectus excavatum with a history of intrathoracic surgery. J Plast Reconstr Aesthet Surg，2019，72（6）：1025-1029.

3. 张力克，黄刚，李普，等. 超微创改良 Ravitch 术治疗漏斗胸 62 例. 山东医药，2018，58（35）：90-92.

4. 李志勇，龚军，曾庆武，等. 微创漏斗胸矫形术治疗漏斗胸的效果观察. 中国当代医药，2016，23（27）：19-21.

5. 刘钢，王平，黄柳明. 微创漏斗胸矫形术治疗漏斗胸 53 例报告. 中国微创外科杂志，2006，6（3）：207-209.

6. 陈颖，林万里，何海权，等. 胸腔镜下微创漏斗胸矫形术治疗漏斗胸. 中国现代医生，2012，50（28）：151-152，154.

7. 唐林晨，莫绪明. 漏斗胸 Nuss 手术研究进展. 中华解剖与临床杂志，2016，21（4）：368-371.

8. 余平文，张晨雷，刘宏旭. 微创漏斗胸矫形术术后并发症危险因素分析. 中华小儿外科杂志，2018，39（9）：654-659.

006
肺鳞状细胞癌复杂隆突成形术 1 例

📋 病历摘要

患者，男性，64 岁，因"诊断右肺鳞癌 27 天"入院。

患者于 27 天前因"咳嗽、咳痰伴发热"就诊于当地某三甲医院，行痰细胞学检查提示痰液见异型细胞，倾向鳞癌。查胸部增强 CT 示右肺下叶中央型肺癌。颅脑 MRI、颅脑 MRA 提示双侧基底节区陈旧性小梗死灶、老年性脑萎缩。腹部彩超检查提示右肾囊肿，膀胱前侧壁异常回声。未行特殊治疗。后至我院肿瘤科就诊，查胸腹部增强 CT 示右肺下叶中央型肺癌并右肺下叶炎症，累及中叶支气管，主动脉管壁钙化，肝多发囊肿，右肾囊肿（图 6-1）。电子支气管镜示右主支气管下段黏膜浸润性改变，右中间支气管管腔狭窄，开口见新生物（图 6-2）。病理诊断为（右中间支气管）鳞状细胞癌。拟以"肺癌"收入我科住院治疗。

笔记

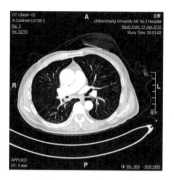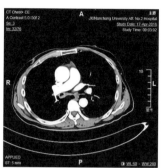
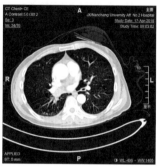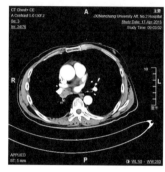
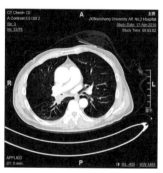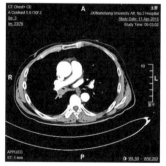

图 6-1　胸腹部增强 CT

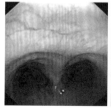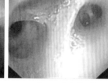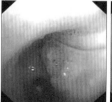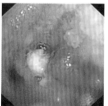

A：隆突　　　　B：右上叶支气管　　C：右主支气管下段　　D：右中间支气管

图 6-2　支气管镜检查

[体格检查]　胸廓无畸形，脊柱前凸。呼吸动度一致，双侧语

颤对称，未触及胸膜摩擦感。双肺叩诊音清，右肺呼吸音稍弱，右肺可闻及少许湿性啰音，各瓣膜听诊区未闻及杂音及心包摩擦音。

[辅助检查] MRI示脑内少许慢性小缺血灶、右侧基底节区陈旧性腔梗。免疫组化示癌细胞 P63（＋）、P40（＋）、ALK-D5F3（－）、PD-L1约60%（＋）、Ki-67约30%（＋）。

[初步诊断] 右肺鳞状细胞癌；肾囊肿（右肾）。

[治疗]

1. 术前讨论。根据患者病史及各项检查结果，中央型肺癌诊断明确，有手术适应证，未见绝对手术禁忌，可行手术治疗。患者右肺下叶鳞状细胞癌，支气管镜提示肿瘤累及右中间支气管，拟行支气管袖式切除＋肺门淋巴结清扫术，具体术式根据术中情况而定。肿瘤邻近心脏大血管、肺动静脉，有严重出血、心搏骤停可能，术中应分清解剖关系，避免损伤心脏、血管及神经。将以上情况详细告知患者家属，并签署知情同意书。

2. 手术治疗。行肺袖式切除术＋气管支气管吻合术＋气管成形术＋肺门纵隔淋巴结切除术。

患者全身麻醉、双腔支气管插管成功后，取左侧卧位，常规消毒、铺巾。取右胸后外侧切口，切开皮下和肌肉组织，沿第6肋骨上缘切开，经第5肋间进胸。见胸膜广泛粘连，应用电凝器小心分离胸膜腔粘连。探查见右中间支气管有一肿块，质硬，活动度差。切断下肺韧带，切除第9组淋巴结。切开纵隔胸膜，游离下肺静脉和中叶静脉，用切割缝合器切断下肺静脉和中叶静脉。解剖叶间裂，用切割缝合器切断分裂不全的叶间裂。解剖叶间动脉，辨清上叶动脉分支后，应用切割缝合器于上叶动脉分支远端切断叶间动脉。游离上叶支气管和中间干支气管，切除第2、第4、第7、第11组淋巴结。切断中间干支气管及右主支气管，移除右肺中下叶。切取右主支气管近端少许组织送冷冻切片行病理检查，病理结果提示（右主支气管切缘）鳞状细胞原位癌。切除气管隆嵴，利用 2-0 Prolene 线行气管-左主支气管端端吻合。于气管右侧切开一小孔，行右上叶支气管-气管端侧吻合。修补肺创面，缝扎肺创面漏气处，检查无明显漏气，止血后检查未见活动性出血。温生理盐水冲洗胸腔，右侧腋中线第 7 肋间放置引流管 1 条。清点器械、纱布无误后，关闭胸腔，逐层关胸。术中出血 300 mL，术中予以 A 型血浆 300 mL 静脉输注，未见输血反应。

术中发现气管隆嵴侵犯，行气管隆嵴重建，气管-左主支气管端端吻合。患者手术创伤大、手术时间长，且年龄偏大、病情较重、一般情况差，术后送重症监护室，给予加强抗感染、祛痰、营养支持、维持电解质稳定、抗凝等对症支持治疗，3 天后病情稳定转至普通病房。

出院前复查 CT 示术后恢复良好（图 6-3）。

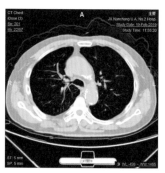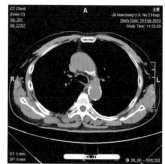
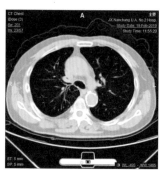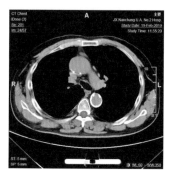

图 6-3　复查 CT

[术后病理诊断] （右肺）中分化鳞状细胞癌。送检右主支气管残端未见癌细胞累及；送检右主支气管见鳞状细胞原位癌。送检支气管旁找及的淋巴结1枚、第2及第4组淋巴结7枚、第7组淋巴结8枚、第9组淋巴结2枚、第11组淋巴结2枚，均未见癌转移。

病例分析

中央型肺癌常累及隆突、主支气管、叶支气管及肺动脉等，单纯的肺叶切除不能彻底切除肿瘤，而全肺切除又让许多肺功能差的患者无法耐受，失去手术治疗的机会。所以对于瘤体侵及主支气管或支气管开口中心型肺癌的患者，首选术式为支气管袖状切除术，此术式能最大限度地保护健肺功能，避免全肺切除，尤其对于高龄、肺功能较差且无法耐受全肺切除手术的中心型肺癌患者，令其获得手术机会，使肺癌的手术适应范围有所扩大。当中央型肺癌累及主支气管近端、隆嵴和气管下段侧壁时则需要采用隆突切除气道重建术。因这些部位解剖结构特殊，手术难度大，并发症多，手术死亡率高达13%～29%，所以复杂隆突成形术一直被视为高难度肺部手术。

术后吻合口良好的愈合是肺袖式切除术和隆突成形术成功的关键，而气管的充足血供、残端对齐平整及吻合中低张力是影响吻合口愈合的主要因素。因此，术中应注意：①支气管切缘应距肿瘤1 cm以上，否则切缘距肿瘤太近，容易残留肿瘤组织；为避免切缘阳性，术中可行快速冷冻切片明确切缘是否残留肿瘤。若发现有肿瘤残留应追加切除。②松解下肺韧带，游离肺门周围组织以减少吻合口张力。③支气管残端游离长度尽可能短，多数文献报道不超过0.5～1.0 cm，

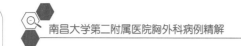

这样可确保两残端血供充足，保证术后吻合口愈合。④吻合时尽量避免两残端轴线旋转成角，可在切断支气管前在两残端各缝一针以定位牵拉标志。⑤两残端口径多数不一，此时可将口径小的支气管残端做 V 形切口，或者将远端支气管切成斜口，增大口径，也可以在支气管分支的远端平面切断支气管或将口径大的支气管膜部适当缩缝，使双侧口径尽量匹配。⑥使用 2-0 Prolene 线（或无创针）连续或间断全层缝合，先吻合后壁，后吻合前壁，最后吻合膜部。线结打在支气管腔外，以减少术后线结刺激引起的炎性反应所致的吻合口狭窄及顽固性咳嗽。⑦吻合针距为 2 ～ 3 mm、边距为 3 ～ 5 mm，这种方法缝合牢靠，可减少术后吻合口瘘的发生。⑧若肿瘤同时侵犯了肺动脉，可同期行肺动脉侧壁切除或袖状切除。此时，应先吻合支气管再吻合肺动脉。

本例患者术前诊断为右肺鳞状细胞癌，拟行右肺中下叶支气管袖式切除，切除右肺中下叶后将右肺上叶支气管与左主支气管吻合，术中发现气管隆嵴侵犯，行气管隆嵴重建。切除气管隆嵴，行气管-左主支气管端端吻合，于气管右侧切开一小孔，行右上叶支气管-气管端侧吻合，虽然手术复杂，难度较大，但最终手术顺利，患者恢复可。

复杂隆突成形术多牵涉气管、支气管切除长度，吻合对接支气管的选择，吻合支气管等问题，对手术技术要求极高，需麻醉师与手术医师强力配合，稳定肺的通气功能对保持手术过程流畅十分重要。

专家点评

本例患者因"诊断右肺鳞癌 27 天"入院。术前讨论方案为右肺袖式切除＋肺门淋巴结清扫术，但术中见肿瘤沿右主支气管膜部浸润至气管隆嵴，术中冷冻切片证实右主支气管近端亦有浸润，术前讨论手术方式无法实施，必须行右全肺＋气管隆嵴切除，以及气管与左主支气管吻合术（常规隆突成形），但患者肺功能无法耐受右全肺切除，因此，为患者术后安全考虑必须保留右上叶，将右上叶支气管与左支气管或左主支气管吻合，考虑到右上叶支气管的位置以及吻合口或角度问题，经过术中测量后决定在隆突上方 2 cm 处的气管上造口与右上叶支气管吻合。手术过程顺利，术后 2 个吻合口愈合良好，咳嗽排痰正常，肺功能保留充分，患者生存状态良好。

参考文献

1. MITCHELL J D，MATHISEN D J，WRIGHT C D，et al. Clinical experience with carinal resection. J Thorac Cardiovasc Surg，1999，117（1）：39-52.

2. 张晓明，殷桂林，朱水波，等 . 肺叶袖状切除术治疗中心型肺癌的体会 . 中国现代医学杂志，2009，19（15）：2394-2395.

3. 黄邵洪，谷力加，翁毅敏，等 . 肺癌肺叶袖状切除术的安全性和有效性 . 中国肿瘤临床，2005，32（5）：278-281.

4. 刘岩，王文林，曾伟生，等 . 气管及支气管成形术中两种缝合方法的比较 . 广东医学，2007，28（2）：271-272.

5. 石远凯 . 肺癌诊断治疗学 . 北京：人民卫生出版社，2008.

6. MARTIN-UCAR A E，CHAUDHURI N，EDWARDS J G，et al. Can pneumonectomy for non-small cell lung cancer be avoided？ An audit of parenchymal sparing lung surgery. Eur J Cardio Thorac Surg，2002，21（4）：601-605.

7. DESLAURIERS J，GRÉGOIRE J，JACQUES L F，et al. Sleeve lobectomy versus pneumonectomy for lung cancer：a comparative analysis of survival and sites or recurrences. Ann Thorac Surg，2004，77（4）：1152-1156.

笔记

007
左全肺切除术术中发现心包缺如 1 例

病历摘要

患者，男性，54 岁，因"体检发现肺占位 5 天"入院。患者于 5 天前因咳嗽、咳痰在当地医院行胸部 CT 检查提示左肺上叶占位，无咯血、胸痛、胸闷、气促、盗汗等症状。未经特殊治疗。患者自发病以来食欲尚可，精神稍差，大小便正常，体力活动正常，体重无明显减轻。

[体格检查] 胸廓未见明显畸形，双侧锁骨上淋巴结未触及肿大。呼吸运动双侧对称，语颤左侧减弱，左肺呼吸音稍弱，双肺未闻及明显干、湿性啰音。心前区未见隆起，心尖冲动位于第 5 肋间左锁骨中线内 0.5 cm，无抬举感及震颤，心律齐，心尖各瓣膜听诊区未闻及杂音和额外心音，无心包摩擦音。

[辅助检查]　①胸部 X 线检查显示左肺上叶肿块影，左心室移位，脊柱钢板内固定术后（图 7-1）。②胸部增强 CT 示左上叶支气管近门处可见分叶肿块影，约 4 cm×2.5 cm 大小，边界不清，密度不均，左侧胸腔积液，胸腔积液检查未见肿瘤转移（图 7-2）。③腹部彩超示肝实质较致密、欠均匀；双肾多发性囊肿；胰、脾未见明显异常。④心电图示窦性心律不齐，顺钟向转位。⑤全身骨扫描未见明显异常。⑥颅脑 MRI 未见明显异常。⑦电子支气管镜示左主支气管管腔狭窄，黏膜形状改变。⑧活检病理提示（左肺上叶支气管）鳞状细胞癌，癌细胞 P63（＋）、P40（＋）、P53（－）、ALK-D5F3（－）、Ki-67 约 20%（＋）。

[初步诊断]　　（左）肺鳞状细胞癌；肺不张；胸腔积液。

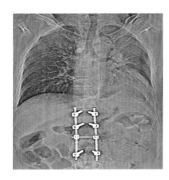
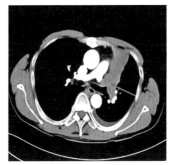

图 7-1　术前 X 线　　　　　　图 7-2　术前增强 CT

[治疗]

1. 术前讨论。根据患者病史及各项检查结果，左肺上叶中央型肺癌诊断明确，有手术指征，各项术前检查未见手术禁忌证，可行手术治疗。肿瘤累及左主支气管可能，拟行胸腔镜下全肺切除术，具体术式根据术中情况来决定。积极完善术前准备，向患者及其家属交代病情和手术风险，并签署知情同意书。

2. 手术治疗。患者入院后第 9 天行手术治疗。全身麻醉、双腔支气管插管成功后，取右侧卧位，常规消毒、铺巾。左侧第 8 肋间腋中线偏后 1 cm 处置入胸腔镜，于肩胛下线第 8 肋间和锁骨中线与腋前线之间第 4 肋间各开操作孔，分离胸腔内广泛粘连，吸去 200 mL 左右淡黄色污浊胸腔积液。探查未见胸膜转移，见左上肺门肿块，约 4.5 cm×3 cm×3 cm 大小，质硬，探查见心包缺如（图 7-3），心室面和心耳裸露于左胸腔镜。胸腔镜下分离左下肺静脉，用切割缝合器分别处理；找到距膈神经 1 cm 处心包残缘，心包内分离左上肺静脉，用切割缝合器分别处理；分离左肺动脉主干，用切割缝合器分别处理；游离左主支气管，用切割缝合器（绿钉）处理；切除左全肺。切除第 4～第 11 组淋

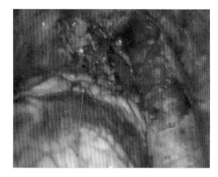

图 7-3　术中见心包缺如（箭头所指）

巴结送病理。检查无明显漏气，止血后检查未见活动性出血。切断左膈神经，剥除部分壁层胸膜包裹支气管残端，温生理盐水冲洗胸腔，左侧腋中线第 8 肋间放置引流管 1 条。清点器械、纱布无误后，关闭胸腔，逐层关胸。手术过程顺利，术中出血 200 mL，未输血。术后行 CT 检查，并与术前检查进行对比（图 7-4）。

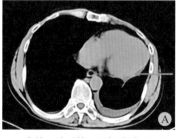
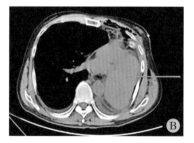

A：术前心脏延伸至左侧胸膜腔，未　　　B：术后心脏围绕腔静脉顺时针旋转
　　显示心包缺如

图 7-4　CT 检查

［术后病理诊断］ （左肺）中分化鳞状细胞癌，侵及支气管软骨，支气管切缘未见癌累及；支气管旁找及淋巴结5枚，其中3枚见癌转移；送检第4组淋巴结5枚、第5组淋巴结2枚、第7组淋巴结9枚、第8组淋巴结4枚、第9组淋巴结2枚，均未见癌转移。

病例分析

先天性心包缺如是由心包和壁层胸膜发育不全造成的先天性异常，一般患者多无症状，术前很难确诊，多在手术中被发现。一般认为完全型缺如、＜3 cm的部分缺如无症状时无须处理。有些心包部分缺如患者可有慢性胸痛、非典型心绞痛、心律失常等表现，若有心包疝形成则可发生嵌顿导致猝死，此时必须行手术治疗，主要目的是保持心脏的正常位置，解除心包嵌顿，对有左心耳嵌顿粘连合并血栓形成的应行左心耳切除术。

心包缺如合并肺癌，国内外尚罕有报道。对于此类患者，术中分离心包区时，如果边界不清，应考虑心包发育不全的可能性。由于没有心包，术中解剖左肺静脉和左肺动脉更容易，但也更容易损伤左肺动脉和静脉。由于术中使用电刀或超声刀分离时，电刺激或热损伤均有可能造成心肌、冠脉损伤，可导致低血压、心律失常，甚至心搏骤停，因此一旦发现心包缺如，应注意保护心脏、心外膜和冠状动脉。

专家点评

本例患者行胸腔镜下左全肺切除术，术中发现心包缺如，但未

笔记

中转开胸，只是在手术过程中小心谨慎操作注意避免刺激心脏，最后手术顺利完成。结果证实即使有心包缺如，若谨慎操作，术中严密监控患者生命体征，依然可以在胸腔镜下完成手术，不必中转开胸。

参考文献

1. KAMATH G S, BORKAR S, CHAUHAN A, et al. A rare case of congenital diaphragmatic hernia with ectopic liver and absent pericardium. Ann Thorac Surg, 2010, 89（5）: e36-e37.

2. KUMAR V, YAMADA T, KAY G N. Atrial fibrillation ablation in a patient with absent pericardium. J Atr Fibrillation, 2013, 6（1）: 632.

3. ARAFAT A A, SALLAM A A, ABDELWAHAB A A, et al. Primary repair of complete sternal cleft associated with absent anterior pericardium. J Card Surg, 2017, 32（5）: 316-317.

4. 郑立军, 郭永祝, 王丽娟. 部分心包缺如合并左肺癌一例报告. 中国肺癌杂志, 2004, 7（6）: 525.

5. 余帅, 王志刚, 符祥杰, 等. 先天性膈肌缺如伴心包缺如一例. 中国胸心血管外科临床杂志, 2012, 19（5）: 475.

6. 吴才, 章五一. 食管癌并先天性左侧心包部分缺如一例. 中华心血管病杂志, 2003, 31（10）: 792.

7. 姜乃德, 李京有, 郝增林. 肺大疱并先天性心包缺如1例. 中华胸心血管外科杂志, 2004, 20（2）: 114.

8. 蒋毅, 昂春臣, 武民. 部分性心包缺如合并先天性肺囊肿1例. 中华胸心血管外科杂志, 2004, 20（1）: 40.

笔记

008
双肺多发小结节 1 例

病历摘要

　　患者，男性，49岁，因"胸痛伴胸闷20余天"入院。患者于20天前无明显诱因出现胸痛，疼痛为钝痛，左胸部为主，与活动无明显关系，未向其他部位放射，无畏寒、发热、头昏、头痛、乏力、盗汗等症状。就诊于当地医院行胸部CT检查提示双肺玻璃结节，拟诊炎性病变，建议短期治疗后复查。抗感染治疗2周后，症状无明显缓解。为求进一步治疗就诊于我院，复查胸部增强CT提示双肺内散在磨玻璃结节影，边界不清，密度不均匀，大者长约19 mm，双肺多发枝丫状及粟粒影，边界欠清，增强扫描未见明显异常强化灶（图8-1）。拟"肺部多发结节"收入我科住院治疗。患者自发病以来食欲尚可，精神稍差，睡眠一般，大小便正常，体力活动正常，体重无明显减轻。

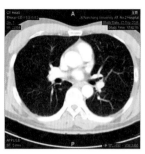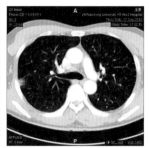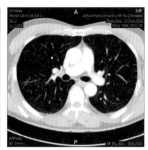

图 8-1 胸部增强 CT

[体格检查] 胸廓未见明显畸形，双侧锁骨上淋巴结未触及肿大。呼吸运动双侧对称，语颤未触及增强或减弱，肺呼吸音稍弱，双肺未闻及明显干、湿性啰音。心前区未见隆起，心尖冲动位于第 5 肋间左锁骨中线内 0.5 cm，无抬举感及震颤，心律齐，心尖各瓣膜听诊区未闻及杂音和额外心音，无心包摩擦音。

[辅助检查] 颅脑 CT 平扫未见明显异常；全身骨骼未见明显转移性病变；腹部彩超未见明显异常。

[初步诊断] 双肺多发结节。

[治疗]

1. 术前讨论。根据患者病史及各项检查结果，诊断为双肺多发结节，不排除肺癌可能。有手术适应证，未发现手术禁忌证。由于病灶位于双侧肺且靠肺外周，故可考虑行双侧肺楔形切除术，术中行冷冻切片病理检查，若结果提示为良性疾病，则手术结束；若结果提示为恶性疾病，则进一步行肺癌根治术。左侧术前行弹簧圈定位，考虑左上肺阴影，大小为 0.7 cm，手术先行左侧肺楔形切除术。向家属交代病情，无论左肺阴影是否为恶性，仅行楔形切除；右肺上叶及中叶结节行楔形切除后，根据术中冷冻切片病理结果再决定具体手术方式。

2. 手术治疗。入院第 3 天行手术治疗。患者全身麻醉、双腔支气管插管成功后，取右侧卧位，常规消毒、铺巾。左侧第 8 肋间腋中线处置入胸腔镜，于腋前线第 4 肋间开一切口，胸腔内少许粘连，予以电钩游离，无胸腔积液。探查左上肺肿块（约 0.7 cm×0.6 cm×0.4 cm 大小）及术前穿刺定位器（弹簧圈）。用内镜直线切割缝合器（蓝钉）切除肿块。术中送病理，结果示（左上肺结节）局灶肺泡上皮细胞增生伴轻度异型，待石蜡切片多取材进一步明确诊断。修补肺创面，检查无明显漏气、止血后检查未见活动性出血。温生理盐水冲洗胸腔，左侧腋中线第 8 肋间放置引流管 1 条。清点器械、纱布无误后，关闭胸腔，逐层关胸。

再取左侧卧位，常规消毒、铺巾。右侧第 8 肋间腋中线处置入胸腔镜，于肩胛下线第 8 肋间和腋前线之间第 4 肋间各开一切口，胸腔内无粘连，无胸腔积液。探查右上肺肿块，可见约 1.5 cm×1.4 cm×1.0 cm 大小的灰红灰黄色结节。用内镜直线切割缝合器（蓝钉）切除肿块，探查右肺中叶肿块约 0.8 cm×0.5 cm×0.4 cm 大小。术中送病理，结果示（右上肺叶肿块）腺癌、（右肺中叶结节）镜下见肺泡上皮增生伴大量炭末沉积。考虑右上肺腺癌，拟行右肺上叶切除＋肺门纵隔淋巴结清扫术，胸腔镜下游离右上肺静脉，用内镜直线切割缝合器（白钉）处理右上肺静脉。腔镜下解剖右肺裂及右肺上叶尖后段动脉，用内镜直线切割缝合器（白钉）处理。解剖右肺上叶支气管，用内镜直线切割缝合器（绿钉）处理上叶支气管。腔镜下解剖右肺裂及右肺上叶前段动脉，用内镜直线切割缝合器（白钉）处理。用内镜直线切割缝合器（蓝钉）处理发育不全的肺裂，切除右上肺。切除第 2 至第 4、第 7、第 9、第 10 组淋巴结送病理。修补肺创面，缝扎肺创面漏气处，检查无明显漏气，止血后检查未见活动性出血。温生理盐水冲洗胸腔，右侧腋中线第 8 肋间放置引流管

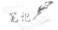

1 条。清点器械、纱布无误后，关闭胸腔，逐层关胸。手术顺利，麻醉满意，术中出血约 200 mL，术中无输血。

术后常规予以抗感染、祛痰、营养支持等治疗，复查胸部 CT（图 8-2）。术后恢复过程顺利，随访 3 个月，无复发。

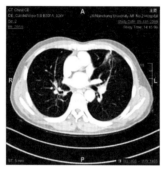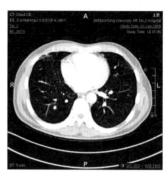

图 8-2　术后胸部 CT

［术后病理诊断］　（右上肺叶肿块）90% 为腺泡型腺癌，10% 为贴壁型腺癌。标本切缘未见癌累及。（左上肺结节）镜下见局灶区肺泡上皮细胞增生伴胆固醇结晶形成及多核巨细胞反应，结合临床及病史除外结核。（右肺中叶结节）镜下见肺泡上皮增生伴大量炭末沉积。

病例分析

肺部结节是直径 ≤ 3 cm，边界清楚，影像学不透明，周围完全由肺组织包绕的病变，其中 1 ~ 3 cm 为大结节，0.5 ~ 1.0 cm 为小结节，0.3 ~ 0.5 cm 为微小结节。肺部多发结节是指 2 枚或 2 枚以上，散在或密集地分布于相同或不同肺叶内的结节。临床上多发结节的诊断涉及结节性质的鉴别、良恶性结节并存的鉴别，以及多原发结节与转移性恶性结节的鉴别。上述 3 种结节可同时存在于某一例患者中。

目前认为，肺部多发结节可能是疾病演变的不同阶段，包括不典型增生、癌变、原位癌和微浸润腺癌，以及侵袭性腺癌在内的多原发癌。因此，多发结节必须警惕良恶性并存的可能，不能以一个结节的良恶性表现概括其他结节。对达到手术指征的结节，应在结合患者全身评估的基础上，制定个体化手术方案并予以切除。在对危害性最大的结节优先考虑根治性治疗的同时，结合其他结节的肿瘤学危害、肺内的位置、患者肺功能的情况以及术后生活质量的预估等多方面来综合考虑，选择整体处理方法。

根据 Fleischner 学会建议，多发直径 < 5 mm、边缘清晰的磨玻璃影（ground-glass opacity，GGO），推荐 2 年后复查；多发直径 > 5 mm 且无主病灶的 GGO，推荐 3 个月后复查；多发有主病灶的 GGO 按独立病灶处理。若主病灶为 GGO，结节直径 > 5 mm 但 < 1 cm，建议 3 个月后复诊，复诊发现结节增大 > 2 mm，或结节内出现实性成分，则考虑选择手术治疗。对于部分实性结节，若复诊发现结节增大 > 2 mm，或实性成分直径 > 5 mm，则考虑选择手术治疗治疗。对于实性结节，若直径 > 1 cm，则直接考虑手术治疗。对于无实性成分的 GGO，为准确定位及缩短手术时间，可以术前先行 CT 引导下弹簧圈定位。

手术治疗既能在最大限度保留肺功能的前提下，使部分患者获得根治性治疗，又能明确病理诊断，避免因分期无法明确给后续综合治疗带来困扰。手术方式根据病灶分布情况进行个体化选择，包括楔形切除、肺段切除、肺叶切除及联合切除。对于良恶性无法明确判断的结节，可以在全面考虑患者身体条件和患者家属知情的情况下，建议先行亚肺叶切除。若术中冷冻切片病理结果显示为恶性，则扩大手术范围及进行淋巴结清扫。术中淋巴结清扫具有重要的临床意义，淋巴结转移比例随肿瘤直径增大而逐渐增加。淋巴结清扫可明确排除隐匿性 N_1 期患者，既提高了 I 期患者治疗的有效率，也为 N_1 期患者的后续治疗提供了明确依据。术后进行个体化综合治疗以术后病理为指导，若为良性则无须进一步处理；若病理提示为原位癌或微浸润腺癌，则术后应继续随访至少 3 年；若病理为高度恶性，则应进一步行个体化术后治疗。

本例患者右肺上叶结节大小约 1.9 cm，且为实性结节，可考虑直接选择手术切除该结节。患者无严重基础疾病，肺功能良好，可以耐受切除左肺上叶结节。上叶结节直径仅为 0.7 cm，无论是良性结节还是恶性结节，楔形切除术手术效果与肺叶切除术手术效果均相同。且因为患者行双侧手术，左侧肺切除范围不宜过大，以防术后肺功能下降太多不足以维持日常生活需要，所以左肺上叶结节选择肺楔形切除。右肺上叶术中冷冻切片病理显示为恶性结节，应扩大手术范围并进行淋巴结清扫，以达到彻底切除肿瘤的目的。

专家点评

肺多发结节的处理原则：①根据其危害程度，优先处理危害性最大的结节；②在处理危害性最大结节时，应从肿瘤学的角度优先考虑根治性的处理方法，再根据结节在肺内的位置，选择适当的手术方式。

参考文献

1. OST D，FEIN A M，FEINSILVER S H. The solitary pulmonary nodule. N Engl J Med，2003，348（25）：2535-2542.

2. GOULD M K，FLETCHER J，IANNETTONI M D，et al. Evaluation of patients

笔记

with pulmonary nodules: when is it lung cancer ？ ACCP evidence-based clinical practice guidelines（2nd edition）. Chest，2007，132（3 Suppl）：108S-130S.

3. 初向阳，侯晓彬，张连斌，等 . CT引导下Hook-wire定位肺磨玻璃样微小结节微创切除的临床研究 . 中国肺癌杂志，2014，17（12）：845-849.

4. NAIDICH D P，BANKIER A A，MACMAHON H，et al. Recommendations for the management of subsolid pulmonary nodules detected at CT：a statement from the Fleischner Society. Radiology，2013，266（1）：304-317.

5. LEDERLIN M，PREVEL M，KHALIL A，et al. Management strategy of pulmonary nodule in 2013. Diagn Interv Imaging，2013，94（11）：1081-1094.

6. GU Y，CHEN S，SHI J，et al. The introduction of electromagnetic navigation bronchoscopy for the diagnosis of small pulmonary peripheral leSlons 10 Asian population. J Thorac Dis，2017，9（9）：2959-2965.

笔记

009
肺袖式切除术 1 例

病历摘要

患者，男性，62 岁，因"咳嗽、咳痰伴痰中带血 3 月余"入院。

患者于 3 个月前无明显诱因出现咳嗽、咳稀薄痰，偶咳出带血丝痰液，活动后自感胸闷气促，无畏寒、发热、盗汗、胸痛等症状。自行口服消炎药未见好转，就诊于当地医院行 CT 检查提示左上肺占位肿块，未行治疗。为进一步治疗来我院就诊。患者自发病以来食欲尚可，精神稍差，大小便正常，体重无明显减轻。

[体格检查] 胸廓未见明显畸形，双侧锁骨上淋巴结未触及肿大。呼吸运动双侧对称，语颤未触及增强或减弱，左肺呼吸音稍弱，双肺未闻及明显干、湿性啰音。心前区未见隆起，无抬举感及震颤，叩诊心浊音界不扩大，心律齐，心尖各瓣膜听诊区未闻及杂音和额外心音，无心包摩擦音。

[辅助检查]　①胸部增强 CT 示左肺上叶支气管及左肺门团块伴周围阻塞性炎症、支气管扩张，考虑中央型肺癌可能，建议结合支气管及组织学检查；肺气肿，冠脉钙化（图 9-1）。②颅脑 CT 示脑蜕变，建议必要时行 MRI 检查。③全身骨扫描提示全身骨骼未见明显转移性病变。④腹部彩超示肝内钙化灶，肝囊肿，胆、胰、脾、双肾未见明显异常。⑤电子支气管镜示左上叶开口可见新生物，阻塞气道，须结合病理结果；病理检测提示左上叶开口，考虑鳞状细胞癌。⑥心电图未见明显异常。⑦肺功能提示最大通气量中度降低。

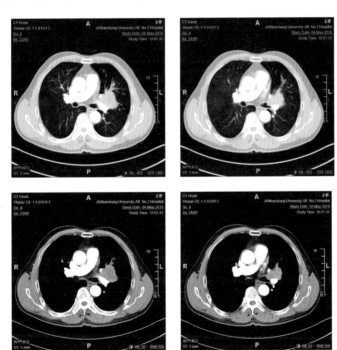

图 9-1　胸部增强 CT

[初步诊断]　左上肺鳞状细胞癌。

[治疗]

1. 术前讨论。患者各项检查已完善，有手术指征，未见手术禁忌证，拟行肺叶切除＋肺门纵隔淋巴结清扫术。但肿瘤与肺门关系密切，若术中探查发现肿瘤侵犯中央支气管，则需行肺袖式切除术，具体术式根据术中情况来决定。积极完善术前准备，向患者及其家属交代病情和手术风险，并签署知情同意书。

2. 手术治疗。患者全身麻醉、双腔支气管插管成功后，取右侧卧位，常规消毒、铺巾。取左胸后外侧切口，于第 5 肋间进入胸腔。探查见胸腔内左上肺肿块与后胸壁粘连，给予游离，无胸腔积液。探查左上肺肿块约 4 cm×3 cm 大小，质硬、活动度差，予电钩游离前纵隔胸膜，解剖分离左上肺静脉，用切割缝合器（白钉）处理；游离左肺裂，切割缝合器（蓝钉）处理不全左肺斜裂，分离左上肺舌段动脉，结扎＋缝扎离断。考虑气管主干近肺门处受侵明显，遂决定行肺袖式切除术。游离左上叶支气管，直视下用剪刀剪断，见残端组织良好，于左侧主支气管近端及下叶气管近端阻断，袖式离断支气管主干，切除左上肺叶，3-0 滑线左主支气管远端与左下肺支气管连续缝合，吻合口处予以肌瓣局部加固。清扫第 4～7、第 9～11 组淋巴结并送病理检测。温生理盐水冲洗胸腔，鼓肺后观察气管吻合口处无明显漏气，淋巴结清扫创面用止血海绵填压。检查胸腔未见活动性出血。左侧腋中线及腋后线第 7 肋间各放置引流管 1 条。清点器械、纱布无误后，关闭胸腔，逐层关胸。手术过程顺利，麻醉满意，术中出血 150 mL，未输血。

术后予以抗感染、祛痰、营养支持等对症治疗。出院前复查胸部 CT（图 9-2）。术后患者恢复良好，日常活动 30 分钟无明显胸闷症状，随访 6 个月后未见复发及转移。

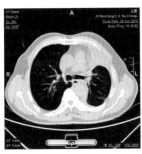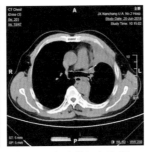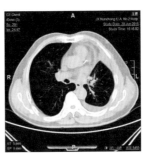

图 9-2 出院前复查胸部 CT

[术后病理诊断] （左上肺）中分化鳞状细胞癌，支气管切缘未见癌累及。支气管旁找及淋巴结 3 枚，其中 1 枚见癌转移。送检第 4 组淋巴结 7 枚、第 5 组淋巴结 3 枚、第 6 组淋巴结 1 枚、第 7 组淋巴结 5 枚、第 9 组淋巴结 3 枚、第 10 组淋巴结 5 枚、第 11 组淋巴结 6 枚，均未见癌转移。

病例分析

肺癌是发病率及死亡率均居世界首位的恶性肿瘤，外科治疗是首选和最主要的治疗方法，公认原则是最大限度地切除肿瘤组织及最大限度地保留健康肺组织。然而，对于肺叶支气管肿瘤侵犯近端支气管甚至气管的患者，大部分需全肺切除，但高龄或心肺功能差者常不能耐受，手术风险大；此外，还需考虑年轻患者术后生活质量。支气管袖式肺叶切除术可在最大限度切除肿瘤的同时，避免全肺切除，保留肺功能，扩大手术适应证，大大减少术后并发症，提高患者术后的生活质量。

由于肺叶袖式切除术能有效地保留患者的肺功能，有人认为只要解剖学位置合适，对所有中央型非小细胞肺癌（non-small cell lung cancer，NSCLC）患者均可以进行该手术。许多研究结果显示肺叶袖

笔记

式切除术在肿瘤和淋巴结清除效果上都与全肺切除术大致相同。这些研究还发现接受袖式切除术的 NSCLC 患者生存率都不低于全肺切除术，同时拥有更好的生活质量。由于肺叶袖式切除术可以保留更多的正常肺组织，能有效地提高术后心肺功能的储备、减少肺水肿及因肺血管阻力导致的右心功能不全发生的概率，从而提高患者术后生活质量，因此该术式已被广泛运用于各类手术。尽管有报道指出行袖式切除术后，气管吻合口的状况可能增加围手术期发病率，影响患者的早期预后，但与全肺切除术相比，接受袖式切除术的患者还有第 2 次手术的机会，且两种术式患者术后死亡率没有明显的差异，而袖式切除术的远期总生存期（overall survival，OS）要明显优于全肺切除术。

本例患者术前电子支气管镜检查提示左上叶开口可见新生物，阻塞气道，病理提示（左上叶开口）鳞状细胞癌。术中探查见气管主干近肺门处受侵，需行全肺切除术，但术前检查提示肺功能差，难以耐受全肺切除，考虑行肺袖式切除术，保留邻近肺叶，极大保护了患者肺功能。

专家点评

肺叶切除术＋肺门纵隔淋巴结清扫术为肺癌的基本手术方法。部分肺癌患者癌变位于一个肺叶内，但已侵及局部主支气管或中间支气管，为了保留正常的邻近肺叶，避免做一侧全肺手术，可以切除病变的肺叶及一段受累的支气管，再吻合支气管上下端，临床上称之为肺袖式切除术。

本例患者年龄偏大，肺功能提示最大通气量中重度减低，无法耐受全肺切除术，因而行肺袖式切除术，该法既能较完整地切除肿瘤，又能最大限度地保存余肺功能，符合肿瘤外科治疗原则。

参考文献

1. D'ANDRILLI A，MAURIZI G，ANDREETTI C，et al. Sleeve lobectomy versus standard lobectomy for lung cancer：functional and oncologic evaluation. Ann Thorac Surg，2016，101（5）：1936-1942.

2. PAGÈS P B，MORDANT P，RENAUD S，et al. Sleeve lobectomy may provide better outcomes than pneumonectomy for non-small cell lung cancer. A decade in a nationwide study. J Thorac Cardiovasc Surg，2017，153（1）：184-195.

3. MA Q L，GUO Y Q，SHI B，et al. For non-small cell lung cancer with T3（central）disease，sleeve lobectomy or pneumonectomy？ J Thorac Dis，2016，8（6）：1227-1233.

4. COHEN C，BERTHET J P. Extended-sleeve lobectomy：a technically demanding last-ditch effort in lung sparing surgery for central tumor. J Thorac Dis，2018，10（Suppl 18）：S2211-S2214.

5. WASEDA R，IWASAKI A. Extended sleeve lobectomy：its place in surgical therapy for centrally located non-small cell lung cancer and a review of technical aspects. J Thorac Dis，2018，10（Suppl 26）：S3103-S3108.

6. 周洪伟，周文秀，胡浩. 支气管袖式肺叶切除肺动脉成形术治疗中心型肺癌. 临床外科杂志，2011，19（12）：849-850.

7. 郑佳杰，顾畅，罗继壮，等. 非小细胞肺癌袖式切除术的预后分析. 中国癌症杂志，2018，28（8）：595-601.

8. 李丰科，王铁栓，夏宗江. 袖式肺叶切除术治疗中央型支气管肺癌. 中国医学创新，2011，8（11）：140-141.

010

上皮样血管肉瘤伴出血 1 例

病历摘要

患者，男性，52岁，因"咳嗽、咳痰 1 月余，胸痛、咯血 6 天"入院。

患者于 1 个月前无明显诱因出现咳嗽、咳白色黏液样痰，无畏寒、发热、胸痛、咯血等症状，未予以重视。6 天前出现咯鲜红色血（量多）、胸痛，伴发热（最高体温达 38.7 ℃），至当地医院行胸部 CT 检查示支气管扩张伴右侧大量胸腔积液，予以抗感染、输血、止血等对症处理后，病情未见明显好转，转至我院急诊科就诊，急查血常规示血红蛋白 76 g/L。胸部 CT 平扫示右肺下叶支气管狭窄、闭塞伴右肺下叶占位性病变，考虑肿瘤性病变；双肺渗出、实变，双侧胸腔、心包少量积液，纵隔增大淋巴结。予以输血、止血、补液对症支持处理后转 ICU 进一步治疗，患者胸腔内出血进行性增多，血压低，请我科会诊后，建议急诊行开胸止血术。

[体格检查] 中度贫血貌。左肺叩诊清音，呼吸音粗，未闻及明显干、湿性啰音；右中下肺叩诊实音，右上肺呼吸音弱，右下肺未闻及呼吸音，未闻及胸膜摩擦音。心前区无隆起，心界不大，心率103次/分，心律齐，心音正常。各瓣膜听诊区未闻及杂音及心包摩擦音，腹软，双下肢无水肿。

[辅助检查] ①实验室检查：白细胞计数 17.92×10^9/L，血红蛋白 76 g/L，中性粒细胞百分比 87.7%，N 末端 pro-BNP 384.70 pg/mL，D- 二聚体 127.5 µg/mL。②胸部增强 CT：右侧胸腔巨大占位，合并出血、变性，肿瘤内侧局部突入水平裂区，考虑胸壁间叶组织来源的良性 / 低度恶性肿瘤可能性大，合并右肺中下叶不张，左肺上下叶及右肺上叶大片感染、实变，纵隔及左侧胸腔少量积液，纵隔及右侧腋窝多发稍大淋巴结（图 10-1）。

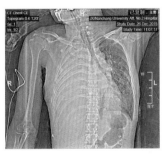
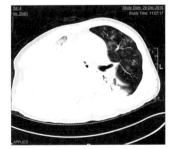
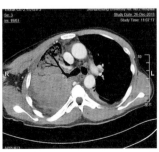
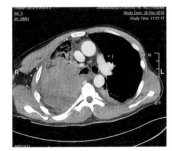

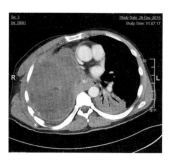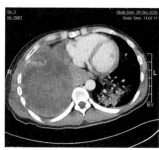

图 10-1　胸部增强 CT

[初步诊断]　胸腔占位；咯血；肺部感染；胸腔积液；贫血。

[治疗]

1. 术前讨论。患者被诊断为胸腔占位、咯血，经积极的内科对症治疗后症状无明显缓解，急查血红蛋白示进行性下降，血压85/56 mmHg，考虑胸腔内出血，有急诊手术适应证，各项检查未见绝对手术禁忌。拟行开胸止血术（备胸腔肿瘤切除术）。具体手术方式根据术中探查情况而定。若术中发现肿瘤侵犯肺组织或来源于肺，可同期行相应肺叶切除。若肿瘤侵犯心脏、大血管则仅行胸腔止血术。患者反复咯血，胸腔肿瘤体积巨大，术中游离切除肿瘤出血量较多，术前充分备血，并向患者家属说明围手术期可能遇到的情况、风险及手术相关并发症，签署知情同意书。

2. 手术治疗。患者全身麻醉、双腔气管插管成功后，取左侧卧位，常规消毒、铺巾。取右胸后外侧切口，切开皮下和肌肉组织，切口皮下及肌层水肿明显，沿第 6 肋骨上缘切开肋间肌和壁层胸膜。切断第 6 肋骨，探查见胸腔内纤维包裹性大量陈旧性暗红色豆腐渣样组织（图 10-2），全胸腔粘连。右肺上叶、中叶、下叶纤维板增厚并肺不张，仔细分离脓腔，清除脓苔及豆腐渣样组织；中、下肺表面见致密脓苔覆盖包裹，下叶膨胀差，中叶破损伴出血，仔细游离纤维板与肺脏之间间隙，局部电凝切开，行纤维板剥脱，见上叶、下叶肺复张，修补缝合中叶肺，局部肺表面剥离面漏气给予修补，温生理盐水反复冲洗，剥离面渗血给予电凝止血，再次冲洗胸腔未见明显出血，胸壁无活动性出血，放置胸腔闭式引流管两根，再次检查胸腔内无活动性出血，仍有少许漏气，肺舒缩稍差，清点器械、纱布无误后，逐层关闭胸壁切口，皮肤缝合器缝合皮肤切口。手术过程顺利，麻醉满意。术中出血约 1000 mL，因手术时间长、手术创面大，脓胸剥离面多，渗血及渗出多，术中给予红细胞悬液6 U 补充红细胞、血浆 2000 mL ＋冷沉淀 10 U 补充凝血因子，无输血反应，效果良好。

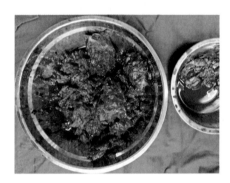

图 10-2　手术标本

［术后病理诊断］（胸腔肿块）上皮样血管肉瘤伴出血坏死。（纤维板）纤维组织增生伴玻璃样变，部分区坏死。

📋 病例分析

上皮样血管肉瘤（epithelioid angiosarcoma，EA）是一种十分罕见的血管源性恶性肿瘤，其多发生于四肢深部软组织和皮肤，也可发生在消化道、肺、乳腺、骨、肾、脾等内脏器官。肺原发性上皮样血管肉瘤（pulmonary epithelial angiosarcoma，PEA）十分罕见，迄今为止国内外报道仍很少。

临床上诊断 PEA 较困难，主要依据胸部增强 CT 结合病理检测和免疫组化来确诊，需要与以下疾病相鉴别。①上皮样血管内皮瘤：表现为位于胸膜下、血管周围的多发不规则的肿块和结节，直径大多小于 1 cm，增强 CT 呈中度不均匀强化，多有胸膜侵犯；而 PEA 常单发，增强 CT 可见肿瘤不均匀性强化，内见低密度坏死区，常出现胸膜侵犯和转移。②其他肺部的原发性肉瘤：如纤维肉瘤、横纹肌肉瘤、平滑肌肉瘤等，多表现为位于肺外周的较大肿块，浅分叶，无毛刺、钙化，坏死范围少，较少出现纵隔、肺门淋巴结转移，增强 CT 可见轻至中度强化。③恶性胸膜间皮瘤：胸膜多发结节伴有大量胸腔积液。④肺癌：侵犯胸膜，多较局限，较少出现胸廓塌陷；另肺内肿瘤边缘有分叶、毛刺等征象。

本例患者因咳嗽、咳痰 1 月余，胸痛、咯血 6 天入院，入院后仍出现大咯血，胸部增强 CT 检查后考虑胸壁间叶组织来源的良性 / 低度恶性肿瘤可能性大。急诊行开胸止血术＋纵隔肿瘤切除术，术后病理提示（胸腔肿块）上皮样血管肉瘤伴出血坏死。术后第 5 天复查肺复张良好，胸腔少量积液，第 8 天再次出现咯血，复查 CT 提示胸腔积液增多，考虑肿瘤复发可能，请肿瘤科会诊后，建议行放疗止血。

专家点评

本例患者因大咯血入 ICU，经呼吸机辅助呼吸，积极内科对症治疗后，未见明显好转，气管插管内间断有鲜红色血性液体涌出。术前检查提示胸腔巨大肿瘤伴出血。全科讨论出血原因：考虑为肿瘤侵犯肺组织或肿瘤溃破出血，经细支气管咯出可能性大，手术为抢救性手术，开胸后见全胸腔纤维包裹性大量陈旧性红色豆腐渣样物，结合术后病理回顾来看，增厚的纤维膜及致密脓苔样物均为包膜，红色豆腐渣样物为肿瘤实质，肺表面及壁层胸膜均广泛受侵。病理结果出来后，我们查阅相关文献，发现该病理类型肿瘤在肺上极为罕见，全球仅有数例报道。该病恶性程度极高，术后易复发，放疗、化疗效果均不理想，预后差。

参考文献

1. 祁敏现，李建军，盛喜玲 . 1 例肺上皮样血管肉瘤临床病理分析 . 中原医刊，2007，34（21）：87-88.

2. LUND L，AMRE R. Epithelioid angiosarcoma involving the lungs. Arch Pathol Lab Med，2005，129（1）：e7-e10.

3. SHIMABUKURO I，YATERA K，NOGUCHI S，et al. Primary pulmonary angiosarcoma presenting with hemoptysis and ground-glass opacity: a case report and literature review. Tohoku J Exp Med，2015，237（4）：273-278.

4. 陈宏颖，王陆佰 . 肺上皮样血管内皮瘤及血管肉瘤临床病理观察 . 齐齐哈尔医学院学报，2011，32（14）：2243-2245.

5. 赵建江，杨新官，董骁，等 . 肺上皮样血管肉瘤的 CT 表现（6 例报道并文献复习）. 影像诊断与介入放射学，2016，25（5）：401-404.

6. 韦萍，陆鸣，周小鸽，等 . 肺上皮样血管肉瘤临床病理观察 . 诊断病理学杂志，2006，13（4）：291-293.

7. 陈国勤，刘桂红，莫明聪，等 . 肺上皮样血管肉瘤临床病理观察 . 诊断病理学杂志，2013，20（2）：81-84.

8. 王学武，李庆新 . 纵隔上皮样肉瘤样血管内皮细胞瘤 1 例报告 . 中国临床医学，2018，25（5）：852-854.

笔记

011
巨大纵隔肿瘤 1 例

🩺 病历摘要

患者，男性，30 岁，因"外伤检查发现纵隔肿块 20 余天"入院。

患者于 20 余天前因外伤致左侧血胸就诊于我科，胸部增强 CT 示左前上纵隔囊实性占位，考虑肿瘤性病变，神经源性肿瘤待排查；左锁骨下动脉后缘一小分支破裂，局部出血可能；左侧胸腔大量积液、积血（图 11-1）。患者进行性血胸，当时急诊行手术止血，术中发现肿瘤巨大，可能累及颈椎神经，拟择期行纵隔肿瘤切除。术后病情稳定出院，后患者再次入院行手术治疗。患者自发病以来精神一般，食欲缺乏，睡眠一般，大小便正常，体重减轻约 2 kg。

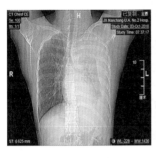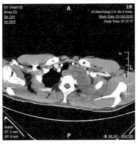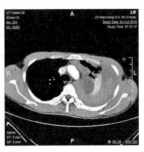

图 11-1　胸部增强 CT

［体格检查］　左侧颈部见一隆起肿块，约 6 cm 大小，质地硬，表面光滑，无压痛，与周围组织界限清楚。胸廓未见畸形。呼吸运动左侧减弱，语颤左侧减弱，双肺呼吸音清，左肺呼吸音弱，双肺无干、湿性啰音。心前区未见隆起，无抬举感及震颤，叩诊心浊音界不扩大，心律齐，心脏各瓣膜听诊区未闻及杂音和额外心音，无心包摩擦音。

［辅助检查］　颈椎 MRI 平扫＋增强检查：上纵隔左侧旁、胸廓入口见不规则肿块并延伸至左侧颈椎横突孔区及颈部肌间隙、局部包绕左侧椎动脉及锁骨下动脉，考虑肿瘤性病变，神经源性肿瘤可能性大，建议结合组织学检查（图 11-2）。

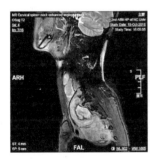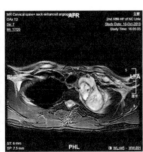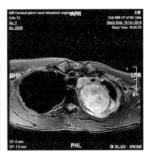

图 11-2　颈椎 MRI

［初步诊断］　巨大纵隔肿瘤（神经源性）？

［治疗］

1. 术前讨论。患者诊断为纵隔肿瘤，神经源性可能性大。术前检查已完善，有手术指征，无手术禁忌证。拟行纵隔肿瘤切除术（备开胸探查）。具体术式根据术中探查结果而定，若肿块太大无法切除或与周围血管神经粘连紧密无法切除，则考虑终止手术。告知患者及家属肿块巨大，局部包绕左侧椎动脉及锁骨下动脉，手术中有损伤左侧椎动脉及锁骨下动脉导致大出血的可能性；其次肿块延伸至左侧颈椎横突孔区及颈部肌间隙，术中有损伤颈髓造成高位截瘫、甚至死亡的可能。请神经外科及骨科会诊，必要时同台协助手术。

2. 手术治疗。患者全身麻醉成功后，取平卧位，胸背部垫高，常规消毒、铺巾。于胸锁乳突肌内侧缘切开皮肤，甲钩拉开胸锁乳突肌，分离颈深部筋膜，探查见一颈部肿块，质韧，约 4 cm × 5 cm 大小，包膜完整，延伸至胸廓入口处至胸顶部。游离左颈总动脉、左迷走神经，游离并保护左喉返神经，逐层分离肿块周围筋膜，游离肿瘤外膜，切除颈部肿瘤。取前胸正中切口，纵劈胸骨，切除部分胸腺，探查见颈胸交界处一直径 4 cm 肿瘤及左后上纵隔肿块，约为 6 cm × 7 cm 大小，质韧固定，探查左侧膈神经、左无名静脉、左侧心包，未见肿瘤浸润，沿左无名静脉上方游离肿瘤，切开左侧纵隔胸膜，游离左锁骨下动脉及左侧椎动脉，再次探查肿瘤，见肿瘤浸润第 1 胸椎左侧椎间孔，游离肿瘤外膜，将肿瘤剥离，逐层分离切除肿瘤外膜，完整切除肿瘤。肉眼可见肿瘤切面灰白色，部分区半透明，黏液感，实性，质硬。彻底止血，冲洗，见剥离面渗血，给予再次电凝，仍有少许渗血，予以止血海绵填塞止血，安放引流管，清点器械、纱布无误后逐层关胸。手术过程顺利，出血约 300 mL，输注 1 U 红细胞悬液 + 600 mL 血浆，术后生命体征平稳，送回监护室。

术后患者恢复可，复查胸部 CT（图 11-3）。

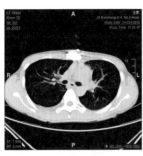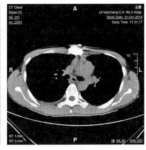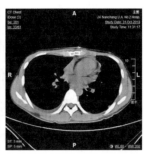

图 11-3　术后复查胸部 CT

[术后病理诊断]　①左颈部：结节组织多块，总体约 5 cm×
4.5 cm×1.5 cm，切面灰白色，部分区半透明，黏液感，实性，质硬。
②胸顶：不规则组织 1 块，约 7 cm×4.5 cm×4 cm，切面灰黄色，部
分区暗红色，质脆，半透明。③胸腔：结节状组织 1 块，约 8 cm×
7 cm×4.5 cm，切面半透明，部分区灰白色，质韧，另见游离组织 1 块，
约 7 cm×3 cm×2.5 cm。诊断结果：（左颈部、胸顶、胸腔）神经鞘瘤。

病例分析

纵隔肿瘤因起源于纵隔而得名，目前对巨大纵隔肿瘤的诊断尚
无统一标准，有学者认为直径 8 cm 以上的可诊断为巨大纵隔肿瘤。
巨大纵隔肿瘤临床上较为少见，表现复杂，诊断及手术难度较大。

临床上对于巨大纵隔肿瘤的治疗应根据发病部位选择相应的
治疗手段，但是不同患者的治疗效果与预后存在较大差异。纵隔肿
瘤中最常见的是畸胎瘤，其次是神经源性肿瘤。从年龄分布上看，
30 岁以下患者纵隔肿瘤多为畸胎瘤，30 岁以上则多为其他类型。除
恶性淋巴瘤与淋巴肉瘤外，其他类型的肿瘤经外科手术治疗后均可
取得较好的临床效果。

本例患者的肿块局部包绕左侧椎动脉及锁骨下动脉，手术中有

笔记

损伤左侧椎动脉及锁骨下动脉导致大出血的可能；且肿块延伸至左侧颈椎横突孔区及颈部肌间隙，有损伤颈髓造成高位瘫的可能，此两者大大增加了手术难度。由于术前通过颈部 CT 及 MRI 明确了病变的性质及范围，充分评估了手术难度，并请神经外科及骨科会诊，必要时协同手术，充分保障了手术安全性。

专家点评

本例患者 CT 检查提示胸腔巨大纵隔肿瘤，向上延伸至颈椎横突孔区及颈部肌间隙，考虑神经源性肿瘤可能性大，手术切除使患者获益最大，可采取此方法。但肿瘤瘤体巨大，压迫周围组织，导致手术视野暴露不佳，明显增加手术难度。

术前通过影像学资料尽可能充分了解肿瘤解剖关系，做好备血和多学科会诊评估风险等准备；设计好手术切口，以便充分显露肿瘤及其周围组织结构，避免不必要的手术创伤。术中精细解剖，对需要避开的血管神经等危险区胸有成竹，确保手术安全性。

参考文献

1. KENTA N, NOBUYASU K, YOSUKE K, et al. Successful double-lumen tube intubation with the Pentax-AWS Airwayscope and a tracheal tube introducer in the lateral position for a patient with a giant mediastinal tumor. Masui, 2014, 63（6）: 658-661.

2. 朱亚玲, 张家麟, 詹乐寰, 等 . 15 例胸内巨大肿瘤的外科治疗 . 中华胸心血管外科杂志, 1995, 11（3）: 159-160.

3. LIU F Y, WANG M Q, DUAN F, et al. Combined embolization and surgical resection of a giant mediastinal tumor. Thorac Cardiovasc Surg, 2014, 62（3）: 265-269.

4. PARTALIS E D, KARATZAS T, KONOFAOS P, et al. Unique presentation of a

giant mediastinal tumor as kyphosis: a case report. J Med Case Rep, 2012, 6: 99.

5. 穆峰, 陈钢, 王武军. 巨大纵隔肿瘤伴严重并发症时的外科手术治疗. 第一军医大学学报, 2001, 21 (8): 631-632.

6. 丁杭, 韩涛, 林承元, 等. 巨大纵膈恶性肿瘤合并上腔静脉综合症的外科治疗. 福建医科大学学报, 2010, 44 (5): 372, 379.

7. 茅怡铭, 魏长江, 秦元, 等. 巨大纵膈肿瘤的外科治疗. 中国保健营养, 2016, 26 (19): 130.

8. 张乐, 梁宗英, 辛国华, 等. 16 例巨大原发性纵膈肿瘤外科治疗体会. 中国中医药科技, 2014 (z1): 115-116.

笔记

012
纵隔淋巴管瘤 1 例

病历摘要

患者，女性，21 岁，因"胸闷伴胸痛 3 天"入院。

患者于 3 天前无明显诱因出现胸闷伴胸痛，疼痛为钝痛，咳嗽及深吸气时加重，无明显咳嗽、咳痰，无咯血、盗汗、畏寒、发热等症状。就诊于海南某医院行胸部 CT 检查示左前纵隔巨大低密度占位病变（最大截面约 118 mm×58 mm 大小），性质待定；左肺下叶斑条状、片状密度增高影，考虑炎症；左侧胸腔少量积液；左侧胸膜增厚、粘连。当时未行特殊治疗，后就诊于我院。患者自发病以来精神、饮食、睡眠可，大小便正常，体重无明显变化。

[体格检查] 胸廓未见畸形。左侧语音震颤明显减弱，右侧叩诊音清，左侧叩诊呈实音，右肺呼吸音清，左肺未闻及呼吸音，双

肺未闻及干、湿性啰音。心前区未见隆起，无抬举感及震颤，叩诊心浊音界不扩大，心律齐，心脏各瓣膜听诊区未闻及杂音和额外心音，无心包摩擦音。

[辅助检查] 胸部增强 CT 示左前纵隔占位伴左肺膨胀不全，考虑间叶组织来源恶性肿瘤（脂肪肉瘤？纤维肉瘤？）可能性大，须结合组织学检查明确；左侧胸膜多发结节伴胸腔积液，胸膜转移不能除外；左侧腋窝液性密度影，须结合临床诊断（图 12-1）。肿瘤指标及凝血功能正常。

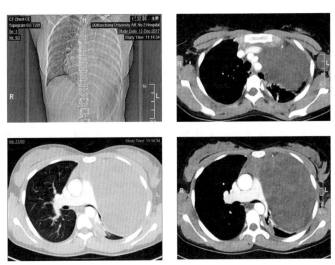

图 12-1 胸部增强 CT

[初步诊断] 纵隔肿瘤（脂肪肉瘤？纤维肉瘤？）；肺不张；胸腔积液。

[治疗]

1. 术前讨论。患者病变性质不确定，向患者及其家属详细交代病情，介绍两种治疗方案：①行肿瘤穿刺活检明确病理诊断，再行下一步治疗；②胸腔镜下活检，术中行冷冻切片病理检查，根据术中冷冻切片及探查情况决定治疗方案。最终采取第 2 种。积极完善

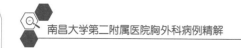

术前准备，拟行胸腔镜下活检术（备纵隔肿瘤切除术），若术中提示肿瘤为良性，则行纵隔肿瘤切除；若肿瘤为恶性，且发现肿瘤切除困难或肿瘤侵及相关重要组织和器官，则行肿瘤姑息性切除或放弃手术。向患者家属充分交代各种手术风险及术后并发症，签署知情同意书。

2. 手术治疗。患者全身麻醉、双腔支气管插管成功后，取右侧卧位，常规消毒、铺巾。取左侧腋中线第 7 肋间为腔镜观察孔，腋前线第 5 肋间为操作孔，探查见胸腔内巨大囊性肿块，边界清晰，包膜完整，约 16 cm×10 cm 大小，吸除胸腔内血性液体约 500 mL，可见肿瘤内出血，取一小块肿瘤组织送术中冷冻切片病理检查，结果提示（纵隔肿瘤）淋巴管瘤。考虑肿瘤为良性，决定行纵隔肿瘤切除术。

考虑肿瘤大，胸腔镜无法完成手术，改开胸手术。取左后外侧切口，第 5 肋间进胸。切开纵隔胸膜，游离膈神经、迷走神经与肿瘤间隙，向上暴露无名静脉、乳内动静脉周围肿瘤组织，剔除肿瘤与周围脂肪组织，钝性分离肿瘤与肺门粘连，切除心包外脂肪，完整切除肿瘤，另可见胸膜、左下肺表面多发肿瘤病灶，大者直径约 2.0 cm，电凝切除。修补肺创面，缝扎肺创面漏气处，检查无明显漏气，止血后未见活动性出血。温灭菌水冲洗胸腔，左侧腋中线第 8 肋间放置引流管 1 根。清点器械、纱布无误后，关闭胸腔，逐层关胸。手术过程顺利，麻醉满意，术中出血约 800 mL，输红细胞悬液 6 U+血浆 600 mL。

术后予以抗感染、祛痰、镇痛、营养支持等治疗。术后复查胸部 CT（图 12-2）。

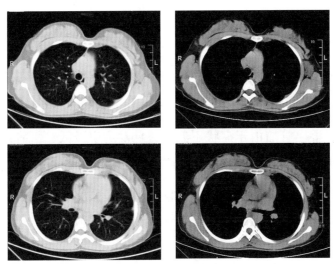

图 12-2　术后复查胸部 CT

[术后病理诊断]　①左膈神经旁：灰黄灰白色组织1块，约
1.5 cm×1.0 cm×0.5 cm，切面灰黄色，质软。②左下肺结节：灰红
色组织2块，约2.0 cm×1.5 cm×0.8 cm。③左下肺：肺组织2块，
约6.5 cm×3.0 cm×1.5 cm，切开未见肿块。④胸膜肿块：灰黄色组
织多块，合计5.0 cm×5.0 cm×2.0 cm，切开见直径4 cm囊腔，内容
物已流失，内壁尚光滑，厚0.3 cm。⑤纵隔：灰红色结节状肿块，
10.0 cm×9.0 cm×3.5 cm，带部分包膜，切面灰红色，质软，部分区
质中；另见游离灰白灰红色组织一堆，约6.0 cm×6.0 cm×3.0 cm，
切面灰白灰红色，质中。病理诊断：左膈神经旁脂肪瘤，左下肺及
左下肺结节淋巴管瘤伴肺内淋巴结形成，纵隔淋巴管瘤。

病例分析

淋巴管瘤（1ymphangioma，LA）系淋巴管发育异常所致，是一
种少见的先天性良性肿瘤，一般认为其是淋巴系统异常发育过程中

71

分化的淋巴组织局部增生的结果，或由淋巴系统与静脉系统的交通失败所致。大多数淋巴管瘤起源于儿童或年轻人的原始淋巴囊，颈部最多见（75%），其次为腋下（20%），仅有 1% 位于纵隔，发生于肺部、胸膜的较罕见。

纵隔淋巴管瘤由于症状不典型，且发病率极低，术前明确诊断较为困难，易误诊为其他疾病，如淋巴瘤、气管或食管囊肿、胸腺瘤、畸胎瘤、胸壁肿瘤、神经源性肿瘤等。胸部 X 线、CT、超声、MRI 检查对诊断有一定帮助，但最终诊断还得结合手术和病理。

本例患者前期检查后，考虑为间叶组织来源恶性肿瘤（脂肪肉瘤？纤维肉瘤？）。由于术前诊断不明确，且肿瘤巨大伴出血，经全科讨论后，拟行胸腔镜下活检术，手术活检提示为纵隔淋巴管瘤，为良性肿瘤。行纵隔肿瘤切除术，患者术后恢复好，随访 1 年余，未见肿瘤复发。

专家点评

对于肺、纵隔淋巴管瘤，在各种治疗方法中，手术切除作为首选治疗方法。淋巴管瘤有浸润性生长和复发率高的特点，所以根据发生的部位和受累及的范围，应尽量一次完整切除瘤体，必要时部分或全部切除受累脏器，同时结扎周围的淋巴管道，防止因淋巴管瘘而复发。该患者完整切除后无明显复发，预后较好。早期发现并及时行手术切除可降低肿瘤的复发率。

参考文献

1. HAMADA K，ISHII Y，NAKAYA M，et al. Solitary lymphangioma of the lung. Histopathology，1995，27（5）：482-483.

笔记

2.　NAKAJIMA J，GOTO A，TAKAMOTO S，et al. Invasive lymphangioma of the lung manifesting as a large pulmonary mass with hemoptysis：report of a case. Surg Today，2007，37（5）：418-422.

3.　王春华，姚建国 . 肺淋巴管瘤病 11 例临床病理分析 . 临床与实验病理学杂志，2017，33（9）：1019-1021.

4.　万川，苏晓红 . 腋窝皮肤淋巴管瘤 . 临床皮肤科杂志，2015，44（1）：1-2.

5.　余化平，徐燕梅，罗远林 . 弥漫性肺淋巴管瘤病一例 . 中国疗养医学，2015，24（11）：1222-1223.

6.　任项项，田雨，谢丰晓，等 . 胰腺淋巴管瘤 1 例报道并文献复习 . 中国现代普通外科进展，2018，21（11）：920-922.

7.　李建军，刘小平，李荣 . 淋巴管瘤的诊断和治疗进展 . 中国现代普通外科进展，2004，7（1）：10-12.

病历摘要

患者，老年男性，因"四肢乏力1月余"入院。

患者于1个月前无明显诱因出现四肢乏力，活动后加重，休息时缓解，无肌肉抽搐、麻木感、恶心、呕吐、头晕、头痛、胸闷、胸痛、耳鸣等症状。就诊于我院神经内科，行胸部增强 CT 检查示前纵隔胸腺区占位，考虑胸腺瘤可能；右肺下叶胸膜下少许慢性炎性条索灶；左肺上叶舌段少许慢性炎症；双肺上叶小增生、钙化灶（图13-1）。拟"胸腺瘤并重症肌无力"收入住院治疗，予以溴吡斯的明对症治疗后，症状稍缓解，后患者为求手术治疗转至我科。患者自发病以来睡眠、精神欠佳，饮食差，大小便正常。

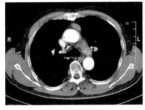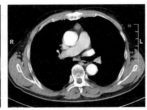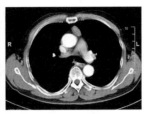

图 13-1　胸部增强 CT

[体格检查]　双眼睑无眼睑下垂。胸廓对称未见畸形。呼吸运动双侧对称，语颤未及增强或减弱，双肺叩诊呈清音，双肺未及明显干、湿性啰音。心前区未见隆起，心尖冲动位于第 5 肋间左锁骨中线内 0.5 cm，无抬举感及震颤，叩诊心浊音界不扩大，心律齐，心尖各瓣膜听诊区未闻及杂音和额外心音，无心包摩擦音。双下肢未见水肿，双上肢肌力Ⅳ级，双下肢肌力Ⅲ级。

[辅助检查]　①腹部彩超：左肾囊肿；胆囊息肉；肝、胰、脾、右肾未见明显异常。②肌电图异常：双下肢神经源性损伤；广泛神经源性损伤不排外，须结合临床诊断；右侧正中神经轻度损伤，感觉纤维受累为主。③实验室检查未见异常。

[初步诊断]　胸腺瘤合并症状肌无力；高血压 2 级；胆囊息肉；左肾囊肿。

[治疗]

1. 术前讨论。患者术前检查未发现手术禁忌证，拟行胸腔镜下胸腺瘤切除术（备中转开胸）。患者有肌无力病史，服用溴吡斯的明片，目前肌无力症状控制尚可，术前常规备血，手术当日仍需口服抗胆碱酯酶药。术中仔细探查，切除病变组织及全部胸腺组织，胸腺瘤切除术后可能出现肌无力危象，有危及生命的风险，一旦出现须送重症监护室进一步治疗，已告知患者及其家属病情相关情况、并发症及围手术期可能出现的不良反应，家属签署知情同意书。

2. 手术治疗。患者全身麻醉成功后，取平卧位，常规消毒铺巾。

剑突下做小切口，向上、向左右用手指分离扩大间隙。于双侧肋弓锁骨中线处切小口置入 TROCA，连接气腹做气胸，剑下切口置入 TROCA 放入腔镜。用超声刀游离，切除心隔处脂肪，向上游离胸腺及肿瘤，保护左无名静脉。切除范围上达颈部，下至心隔处，双侧至膈神经，完整切除胸腺及周围脂肪组织。手术过程顺利，术中出血少量，约 30 mL，未输血，安放引流后关闭切口。

患者术后生命体征平稳，予以甲泼尼龙及溴吡斯的明治疗，恢复良好，术后第 8 天出院。出院时患者双上肢肌力Ⅳ级，双下肢肌力Ⅳ级，肌无力症状较前缓解。

［术后病理诊断］ （胸腺）B2 型胸腺瘤，切缘未见肿瘤累及。

病例分析

目前认为重症肌无力（myasthenia gravis，MG）是一种自身免疫性疾病，主要因胸腺基因受某种刺激发生突变，与胸腺增生（或胸腺瘤）有关。MG 临床可分为：①眼肌型，表现为眼睑下垂，视物长久易疲劳等；②躯干型，表现为上肢伸举不能持久，步行稍远需坐下休息；③延髓型，表现为咀嚼吞咽费力，甚至呼吸肌麻痹等。

胸腺瘤是一种起源于胸腺上皮细胞的常见纵隔肿瘤，约占纵隔肿瘤的 20%，男女发病率基本相同，好发于 50 ～ 60 岁。根据 1999 年 WHO 提出新的分类标准，将胸腺瘤分为 A、AB、B（B1、B2、B3）C 型。A 型和 AB 型即髓质型和混合型胸腺瘤为良性肿瘤，无复发危险，即使有包膜浸润，与其他肿瘤类型比较，术后也很少需辅助治疗；B 型胸腺瘤属于Ⅰ型恶性胸腺瘤；C 型属于Ⅱ型恶性胸腺瘤，恶性度更高。各类型胸腺瘤与 MG 的关系国内外有初步研究：A、C 型一般不会发生 MG；B1、B2 型胸腺瘤均易合并 MG，其中 B2 型合并 MG 的发生率最高。

胸腺瘤合并 MG 诊断通常无困难，通过原发灶影像表现、肌无力症状及实验室检查即可确诊。胸腺瘤诊断主要靠 X 线检查、胸部 CT 或 MRI。胸部 CT 检查在诊断胸腺瘤伴 MG 中具有重要价值，其诊断阳性率可达 90% 以上。MG 可在胸腺瘤发现之前或之后出现，甚至可在胸腺瘤切除术后发生。因此，对临床诊断为胸腺瘤的患者应警惕是否合并 MG。实验室检查包括电生理检查、肌电图检查及血清检查，血清 CAE-Ab、AchRAb 检测对胸腺瘤合并 MG 有早期诊断意义。

由于肌无力症状及不可预测的治疗反应性，胸腺瘤合并 MG 的治疗是比较棘手的。长期以来，胸腺瘤合并 MG 采用非手术治疗，这是考虑到手术可能造成呼吸衰竭及大部分胸腺瘤是良性的缘故。近几十年来由于辅助呼吸装置的改进，越来越多的学者推荐对此类患者应用胸腺切除术，且通过与放疗及化疗药物的联合治疗，其 5 年生存率也由原来的 50% 提高到现在的 60% 以上。

本例患者胸部 CT 提示胸腺瘤合并 MG，予以手术切除后，肌无力症状较前改善，但术后病理为 B2 型胸腺瘤，为恶性胸腺瘤，出院后建议患者于肿瘤科行放疗。

专家点评

目前胸腺瘤合并 MG 时多主张手术治疗，即使姑息切除，亦可达到减轻患者症状的目的。多数外科医师认为切除胸腺（浸润型胸腺瘤还要切除邻近组织）可以改善患者肌无力症状。胸腺切除可能去除了造成 MG 的细胞免疫紊乱的始因，清除了胸腺中导致 B 细胞活化的 FN1 细胞，其相关的细胞因子水平也逐步下降，最终 MG 的症状缓解。Masaoka 分期有利于手术指征的选择，Ⅰ、Ⅱ期是手术的

笔记

绝对指征，Ⅲ、Ⅳ期以及复发单个胸腺种植的肿瘤为相对指征。手术应在临床症状最轻时进行。切口可根据肿瘤的部位及分期选择。胸腺瘤无论良、恶性都有复发的可能，这与前纵隔脂肪组织中存有异位胸腺有关，因此，手术中应尽可能将胸腺及周围脂肪组织切除。若侵犯上腔静脉或无名静脉时，剔除包绕的肿瘤易刺穿血管壁，故应将浸润血管处的肿瘤尽量少地保留，术后积极配合放射治疗，一般也可取得较好的疗效。

本例患者术前服用溴吡斯的明片后，症状控制尚可，完善相关术前检查后，行胸腺瘤切除＋全胸腺切除术，完全切除胸腺瘤及其周围脂肪组织，术后继续予以甲泼尼龙及溴吡斯的明治疗，但溴吡斯的明的治疗剂量减少到术前剂量的1/4，出院时患者双上肢肌力Ⅳ级，双下肢肌力Ⅳ级，肌无力症状较前缓解。

参考文献

1. ERSEN E, KILIÇ B, KARA H V, et al. Comparative study of video-assisted thoracoscopic surgery versus open thymectomy for thymoma and myasthenia gravis. Wideochir Inne Tech Maloinwazyjne, 2018, 13（3）: 376-382.

2. BECKERS P, MERCELIS RUDY, HEYMAN S, et al. Myasthenia gravis appearing after thymectomy heralding recurrent thymoma. Acta Chir Belg, 2019, 119（3）: 195-197.

3. ZHANG M, ZHOU Y, GUO J, et al. Thymic TFH cells involved in the pathogenesis of myasthenia gravis with thymoma. Exp Neurol, 2014, 254: 200-205.

4. 袁东风, 谷志涛, 梁光辉, 等. 胸腺瘤合并重症肌无力患者预后的临床研究. 中国肺癌杂志, 2018, 21（1）: 1-7.

5. 王伟, 刘大仲, 徐昊, 等. 胸腺瘤合并重症肌无力双侧胸腔镜胸腺扩大切除术. 中华胸心血管外科杂志, 2017, 33（3）: 135-136.

6. 王如文, 蒋耀光, 薛志强, 等. 胸腺瘤合并重症肌无力与单纯重症肌无力的临床特征及手术疗效分析. 中华外科杂志, 2004, 42（9）: 536-539.

7. 庞烈文, 汪防睿, 方文涛. 重症肌无力对胸腺瘤患者预后的影响. 中华胸心血管外科杂志, 2017, 33（3）: 133-134.

笔记

014
双侧多发肋骨骨折 1 例

病历摘要

患者，女性，79 岁，因"高处坠落致全身多处骨折 12 天"入院。

患者于 12 天前从 3 层楼坠落，落地时右侧卧位状态，即刻神志不清，嘴角、右上肢及双下肢多处出血，呼吸急促，立即送往当地医院，完善相关检查，提示双侧多发骨折，予以气管插管、呼吸机辅助呼吸、输血、输液、四肢固定、抗感染等对症治疗，症状未见明显改善。为求进一步治疗来我院就诊，于急诊抢救室完善相关检查。①血常规：白细胞计数 14.98×10^9/L，红细胞计数 2.34×10^{12}/L，血红蛋白 72 g/L，血小板计数 110×10^9/L，中性粒细胞百分比 90.6%。②颅脑＋胸部＋全腹＋颈椎 CT 平扫（图 14-1）：双侧侧脑室旁缺血灶、梗死灶，老年脑；左颞部及面颊部软组织挫伤；鼻窦炎；胸骨及双侧多发肋骨骨折并邻近右肺挫伤；双侧胸腔积液并双肺下叶节段性不张；双肺少许纤维、增生结节；主动脉及冠脉硬化；胆囊结石；颈椎退行性病变。③X线检查：左侧桡骨中段、左侧尺骨鹰嘴、右侧桡骨远端、右侧股骨粗隆间骨折，双足多发跖骨骨折，左侧第1近节趾骨骨折，左侧第4、第5近节趾骨骨折可疑。急诊拟"多部位损伤，多发肋骨骨折，肺挫伤，肺部感染，右侧股骨骨折，双侧桡骨骨折，左侧尺骨骨折"收入重症监护室。患者一直处于嗜睡状态，小便量可，大便3次。

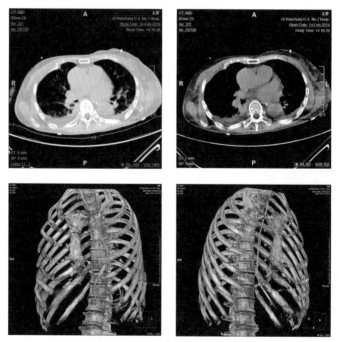

图 14-1　胸部 CT ＋三维重建

[体格检查]　嗜睡状态。全身多处皮肤挫伤。胸部多头胸带外固定，胸廓塌陷，右侧较左侧明显。可见明显反常呼吸，呼吸运动及语颤双侧均减弱，双肺呼吸音粗、弱且可闻及湿性啰音。心前区未见隆起，心尖冲动位于第5肋间左锁骨中线内0.5cm，无抬举感

及震颤，心浊音界无扩大，心律齐，各瓣膜听诊区未闻及明显杂音。

[辅助检查]　①实验室检查。血常规：淋巴细胞百分比 4.7%，嗜酸性粒细胞百分比 0.10%。电解质：钾 3.44 mmol/L，钠 135.59 mmol/L，总钙 2.04 mmol/L。肾功能：尿素 12.91 mol/L，β2-微球蛋白 3.46 mg/L。凝血四项＋D-二聚体：D-二聚体 48.0 μg/mL，凝血酶原时间 22.3 秒，国际标准比率 1.94。②常规心电图：窦性心律；房性期前收缩。

[治疗]

1. 术前讨论。患者有手术适应证，但鉴于其高龄，手术风险大，向患者家属详细交代病情及相关风险，患者家属强烈要求行手术治疗。遂予以签署知情同意书，安排手术。

2. 手术治疗。患者带气管插管进入手术室，全身麻醉成功后，取平卧位，左背部垫高，常规消毒、铺巾。取左腋下切口，切开皮下和肌肉组织，探查胸壁，见左侧第 4～6 肋骨骨折错位明显，胸壁软化，遂切开肋骨表面组织，利用肋骨接骨板分别固定肋骨断端。于左侧第 2 肋骨前端平面取一横切口，分开皮下和肌肉组织，切开肋骨表面组织，找到第 2 和第 3 肋骨断端，利用肋骨接骨板分别固定肋骨断端。于第 6 肋骨上缘进胸，分离胸膜腔粘连，吸出胸腔内积血，探查胸腔未见活动性出血。放置左胸腔引流管 1 根，清点器械、纱布无误，逐层缝合左胸壁切口，用皮肤缝合钉缝合皮肤切口。

患者取平卧位，右背部垫高，常规消毒、铺巾。于右侧第 2 肋骨前端平面取一切口，并向外侧延伸，绕右侧乳腺外缘至右腋前线第 6 前肋平面。切开皮下和肌肉组织，探查胸壁，切口于肋骨表面组织，利用肋骨接骨板固定右侧第 2～6 肋骨断端。探查右胸腔，分离胸膜腔粘连，吸出胸腔内积血，探查胸腔未见活动性出血。放置右胸腔引流管 1 根，清点器械、纱布无误，逐层缝合右胸壁切口，用皮肤缝合钉缝合皮肤切口。

  患者术中输注 O 型红细胞悬液 4 U、血浆 800 mL、冷沉淀 10 U，输血过程中及输血后未见明显异常反应，带气管插管返回重症监护室。

  患者术后仍处于嗜睡状态，行气管切开术，生命体征平稳，呼吸幅动度双侧对称，无反常呼吸，予以抗感染、祛痰、维持水电解质稳定、营养支持等对症治疗。术后复查胸部 CT（图 14-2）。

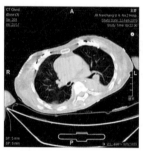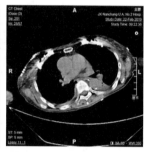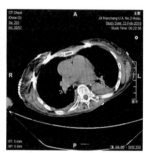

图 14-2　术后复查胸部 CT

病例分析

  肋骨骨折是胸部创伤最常见的形式，其中第 4～第 7 肋最常见；第 1～3 肋骨折可伴有大血管损伤的严重创伤；第 11、第 12 肋骨折多存在腹腔脏器损伤。肋骨骨折可引起一系列病理生理变化，尤其是连续的多根、多处肋骨骨折造成胸壁软化，在呼吸时引起胸腔压力不均衡，使纵隔随呼吸摆动，影响心肺循环，严重者可导致呼吸衰竭及循环衰竭。

  本例患者胸部 CT ＋三维重建提示胸骨、左侧第 2～第 6 前肋及右侧第 2～第 7 前肋多处骨折，可见明显反常呼吸，已经造成呼吸循环的不稳定，因此，必须尽快消除反常呼吸运动。鉴于患者年龄大，一般情况较差，手术风险大，故予以保守治疗，2 周后反常呼吸仍明显，症状未见改善，家属强烈要求行手术治疗，肋骨骨折切开复位内固定术是稳定胸壁、消除反常呼吸、改善呼吸功能的有效手段。该患者术后恢复良好，后期转至骨科行手术治疗。

专家点评

肋骨骨折的治疗原则是止痛、固定、防治并发症。大面积多发、多段肋骨骨折引发的不稳定胸壁为手术指征，手术时机为受伤后 3～4 天，早期手术治疗的效果最好，此时能最大限度减少肺不张和继发感染的发生；且骨折部位开始愈合，手术分离骨折断端时不会增加出血。随着外科技术的进步及肋骨内固定器的运用，一般肋骨骨折经正规治疗都能得到较好的治疗效果。

本病例有其特殊性，患者为一近 80 岁的老年女性，双侧多发肋骨骨折伴严重的肺挫伤及肺部感染，且已经保守治疗 12 天，考虑患者年龄大，身体情况差，病情危重，暂予保守治疗。因患者胸腔内有出血、仍存在明显的胸壁浮动（反常呼吸）、血氧差、血压不稳定，经保守治疗症状无法改善，有手术指征，家属也强烈要求行手术治疗，予开胸探查术＋肋骨骨折内固定术，术后恢复良好。

因此，对于高龄、全身多发伤、严重肺挫伤伴双侧多发肋骨骨折或连枷胸、基础条件差者，先予以常规对症处理，保证呼吸道通畅，情况较稳定后，选择切开复位钢板内固定，能有效地解决疼痛及反常呼吸，为其他创伤和肺挫伤的治疗提供良好的支持。如果经保守治疗恢复困难，则需手术医师严格评估患者病情及手术耐受情况，与患者家属充分沟通后行手术治疗。

面对复杂、危重的双侧多发性肋骨骨折患者，临床医师需遵守治疗原则，严格把握手术指征，适时行手术治疗，使患者获得较好预后。

参考文献

1. 梁力建，林建华，廖斌. 外科学. 5 版. 北京：人民卫生出版社，2004.

2. 杨异，何伟伟，高宗礼，等. 可吸收肋骨钉治疗多发肋骨骨折的临床观察. 中华胸心血管外科杂志，2011，27（71）：439-440.

3. 熊健，许咏冬，王长涛，等. 疼痛评分和动脉血氧分压作为筛选指标在肋骨内固定手术中的应用. 中国胸心血管外科临床杂志，2014，21（1）：36-40

4. PIERACCI F M，COLEMAN J，ALI-OSMAN F，et al. A multicenter evaluation of the optimal timing of surgical stabilization of rib fractures. J Trauma Acute Care Surg，2018，84（1）：1-10.

5. KANE E D，JEREMITSKY E，PIERACCI F M，et al. Quantifying and exploring the recent national increase in surgical stabilization of rib fractures. J Trauma Acute Care Surg，2017，83（6）：1047-1052.

6. SHULZHENKO N，ZENS T，BEEMS M，et al. Reply to：Threshold of number of rib fractures in elderly blunt trauma：A simple or complex matter of numbers？Surgery，2017，162（6）：1343-1344.

015
膈膨升 1 例

病历摘要

患者，女性，72 岁，因"进食后感胸闷 3 年，检查发现膈疝（？）1 月余"入院。

患者于 3 年前无明显诱因出现进食后胸闷，无恶心、呕吐、胸痛、腹痛、腹胀、呕血、黑便、头痛、头晕等不适，未引起重视；1 个月前感上述症状较前加重，至当地医院行胸部 CT 检查示左侧膈疝（？），给予禁食、护胃、胃肠减压、营养支持等对症治疗，症状未见明显好转。为求进一步治疗来我院就诊。患者自发病以来精神、睡眠尚可，饮食差，大小便可，体重减轻 2 kg。

[体格检查]　胸廓对称未见畸形。呼吸运动双侧对称，右侧语颤未闻及增强或减弱，左侧语颤减弱，双肺叩诊呈清音，左肺呼吸

音减弱，双肺未闻及明显干、湿性啰音。心前区未见隆起，无抬举感及震颤，叩诊心浊音界不扩大，心律齐，心尖各瓣膜听诊区未闻及杂音和额外心音，无心包摩擦音。

[辅助检查]　胸部及全腹增强 CT 扫描示左侧膈疝可能，不除外膈膨出；局限性肺气肿，双肺散在增生、条索灶；右肺支气管扩张；脊柱侧弯畸形；肝多发囊肿（图 15-1）。心电图、实验室检查未见异常。

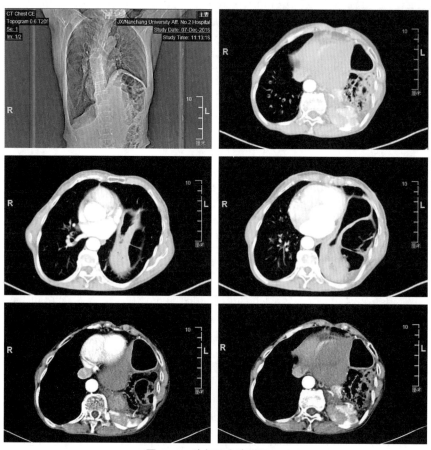

图 15-1　胸部及全腹增强 CT

[初步诊断]　膈疝？膈膨升可能；肺气肿；右肺支气管扩张。

[治疗]

1. 术前讨论。患者完善各项检查后，考虑为左侧膈疝，积极行

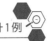
内科治疗，但症状未见明显好转，虽然患者未诉剧烈腹痛，仍不能排外胃肠嵌顿可能性，有手术指征。术前检查未发现手术禁忌证，拟行膈疝修补术，具体术式根据术中探查情况决定。术中应仔细探查，尽可能修补膈疝，告知患者及其家属该手术术后有一定复发概率，并签署知情同意书。

2. 手术治疗。患者全身麻醉、双腔支气管插管成功后，取右侧卧位，常规消毒、铺巾。左侧腋前第 7 肋间开一切口，探查左肺与膈肌、胸壁粘连，无胸腔积液。探查见膈肌松弛、膨隆，未见膈肌破口，考虑为膈膨升。用 4 根 7×17 双头针水平褥式避开膈血管和膈神经分支于膈组织内潜行缝合折叠膈肌，折叠后膈顶明显下移，检查肺无漏气，止血后检查未见活动性出血，温生理盐水冲洗胸腔，喷撒止血材料，左侧腋前第 9 肋间放置引流管 1 条。清点器械、纱布无误后，关闭胸腔，逐层关胸。手术过程顺利，麻醉满意，术中出血量 100 mL，无输血。

术后予以抗感染、补液、抑酸、肠内营养治疗，1 周后顺利拔出胃管，胸腔引流管，康复出院。术后复查胸部 CT 示膈膨升膈肌折叠术后表现（图 15-2）。

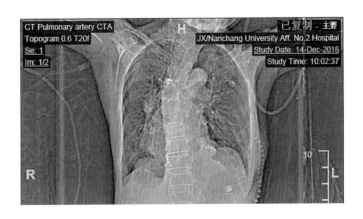

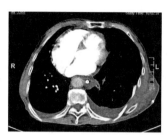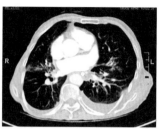

图 15-2　术后复查胸部 CT

[最后诊断]　膈膨升；肺气肿；肺部感染；支气管扩张。

病例分析

　　膈膨升症比较少见，是指膈肌因麻痹、发育不全或萎缩所造成的膈肌位置异常升高。形成原因包括先天性原发性膈肌发育不全和后天性继发性膈神经麻痹。先天性因素有：①膈肌发育不全，继发神经萎缩及退行性变；②膈神经原发性不发育和萎缩，继发性膈肌发育不全；③膈肌和膈神经同时不发育。后天性因素主要为多种原因导致的膈神经损伤，如颈部手术损伤膈神经、颈或胸部外伤致膈神经压迫、纵隔肿瘤或炎症侵犯膈神经等，引起横膈失神经支配而形成横膈膨升。

　　恰当地治疗膈膨升症能使患者呼吸功能得到明显改善，可保证心、脑、肝、肾等重要脏器的血氧供应，明显减少由低氧血症引起的相关并发症，对中老年患者肺功能及生活质量影响尤为明显。左侧横膈全部膨升的患者，横膈高位、心脏位置改变，胃底高度扩张膨大，引起神经反射，使冠状动脉血管腔狭窄，产生横膈-心脏综合征，出现心前区不适或绞痛，心律不齐。由于横膈高度膨升，心脏和肺移位，以致下腔静脉相对扭曲或受压，可引起肝脏肿大和足肿，右侧膈膨升者较显著。另外，左侧横膈全部膨升后，胃上移紧贴于膈下，胃食管角正常解剖关系改变，出现餐后上腹饱胀、隐痛、剑突处烧灼感、嗳气、恶心、呕吐或便秘等。

X线检查是检查膈肌功能、诊断本病最精确又简单的方法。胸部透视或后前位胸片，可见双侧膈影不等，一侧膈肌全部或部分抬高，透视下膈肌活动度减低，甚至矛盾运动，提示膈神经麻痹。若见膈肌不完整或见空腔脏器则为膈疝；治疗原则是通过恢复膈肌的正常解剖位置和张力，维持正常的肺容积及肺通气，并治疗并发症。一侧完全膈膨升多伴有严重的呼吸、心血管、消化系统症状，应手术治疗。

专家点评

患者进食后感胸闷3年余，病史较长，当地医院行对症支持治疗后未见好转，不能除外腹腔内容物嵌顿、梗阻，引起肠缺血坏死可能。我院复查胸部及腹部CT示左侧膈疝可能，不除外膈膨出，经全科讨论，拟行膈肌修补术，术中探查未发现膈肌破损，胃、肠未见嵌顿梗阻情况，考虑为膈膨升，最终行膈肌折叠术，术后患者恢复可。

参考文献

1. 王顺华，韩洪利，徐医军，等.经胸膈肌折叠术治疗成人膈膨升的远期疗效分析.医学理论与实践，2015，28（23）：3176-3177，3182.

2. HAWASLI A. Spontaneous resolution of massive laparoscopy-associated pneumothorax：the case of the bulging diaphragm and review of the literature. J Laparoendosc Adv Surg Tech A，2002，12（1）：77-82.

3. 周铣，陈建平，丁妍.膈膨升症6例诊治分析.西南国防医药，2011，21（7）：753-754.

4. 李良彬，李法荫，林尚清，等.膈肌膨升症的诊断与治疗.中国胸心血管外科临床杂志，1996，3（4）：218-219.

5. 田建军，戴镭.膈肌膨升症一例.中华消化内镜杂志，2016，33（10）：721-722.